超圖解

經絡・穴道

透過經穴建構人體健康地圖

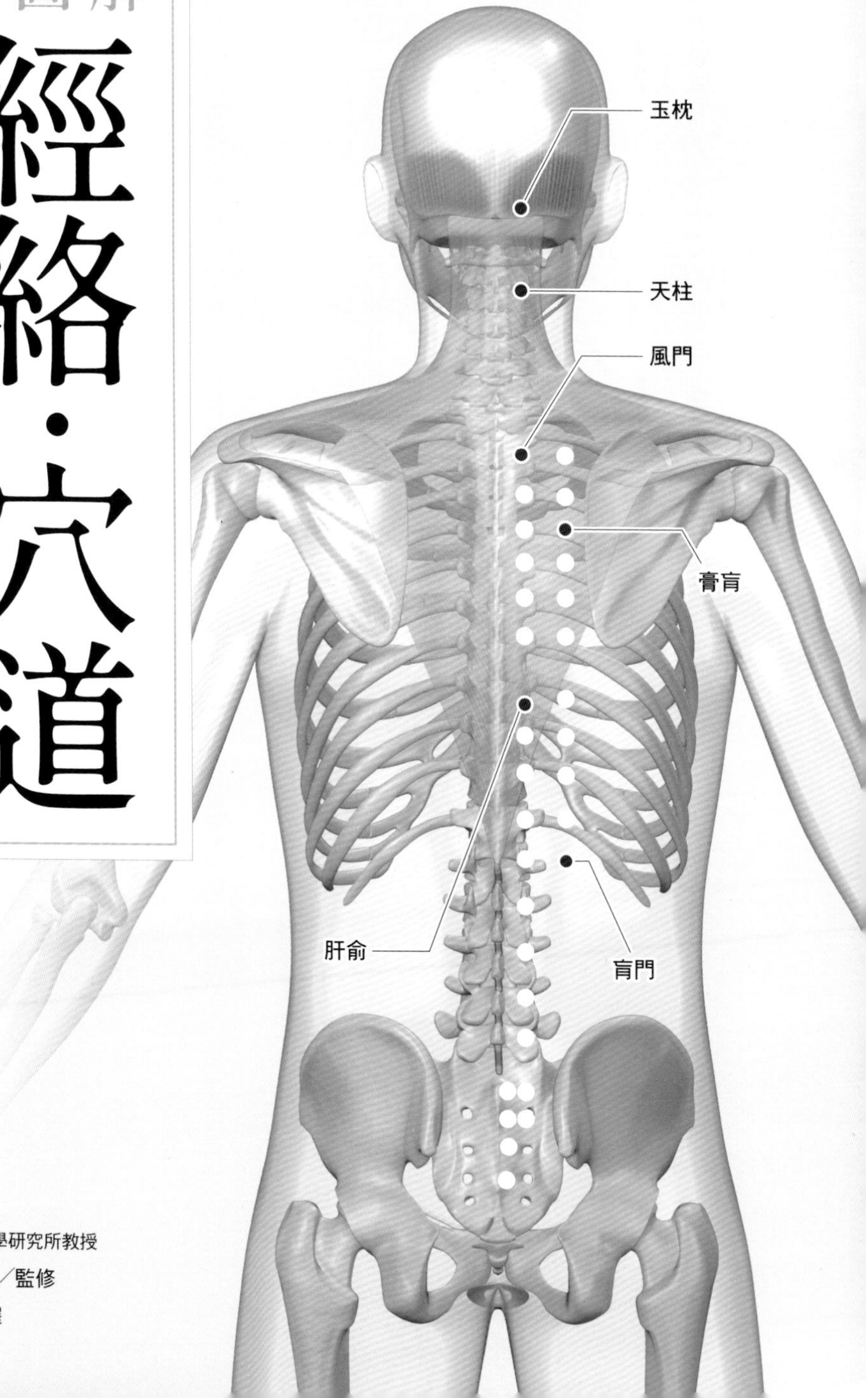

玉枕

天柱

風門

膏肓

肝俞

肓門

筑波技術大學研究所教授

森 英俊／監修

童小芳／譯

前 言

　　WHO（世界衛生組織）／WPRO（WHO西太平洋地區辦事處）於2006年11月完成經穴部位的標準化。2008年5月出版了《WHO STANDARD ACUPUNCTURE POINT LOCATIONS IN THE WESTERN PACIFIC REGION（西太平洋地區WHO針灸標準穴道）》（WHO西太平洋地區辦事處著，World Health Organization），為價值匪淺的經穴部位專業著作。

　　有鑑於此，我認為需要一本稍微容易入門、淺顯易懂的書籍來作為穴道（經穴）學習書，於是監修了此書。

　　那麼，何謂穴道？又是位於何處呢？正經十二經脈加上任脈與督脈共十四經脈，這些經絡是遍布於人體中的通道。循環於該通道內的能源以內臟的各個臟器為起點，行走於體內或體表，接著運行至手腳與臉部，最後再次回到內臟。而經穴就是分布在這些經絡途中的中繼站。

　　此外，經穴名稱晦澀難懂，須了解其命名緣由才能理解，也有助於記憶與臨床實務。因此決定連同經穴名稱的含意也一併收錄。

　　此書是為了有意學習經穴的初學者而編纂的參考書。倘若針灸師、按摩或推拿指壓師、醫師及其他醫療從業者等都能翻閱此書，並且經常在工作上派上用場，將會是筆者莫大的榮幸。

筑波技術大學研究所教授

森 英俊

本書使用方法

本書於卷首即已標示出身體各部位的經穴名稱與位置關係,並收錄了全身的主要肌肉與骨骼。第1章為基礎知識篇,解說東洋醫學的觀念、臟腑的分類方式與取穴法。第2章與第3章分別以插畫解說經穴與奇穴,第4章則統整出能有效改善各種症狀的穴道資訊。

POINT
學習內容的重點皆彙整於此處。

筆記
進一步詳細解說內文中的用語。

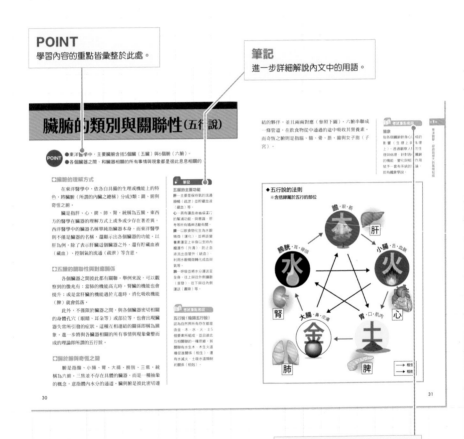

考試重點名詞
精選各種檢定考試中出現機率相當高的名詞。

4

經穴的解說
解說插畫中所標示的經穴位置。

3D彩色圖解插畫
以立體插畫來解說骨頭、肌肉與
經穴的位置。

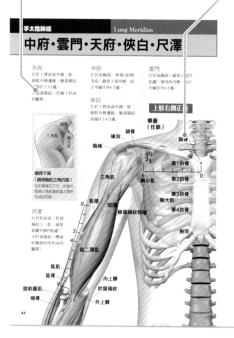

手太陰肺經 Lung Meridian

中府・雲門・天府・俠白・尺澤

天府
位於上臂前面外側，肱二
頭肌外側邊緣，腋窩橫紋
往下3寸處。
※從腋窩橫紋一路往下形成
的皺褶。

中府
位於前胸部，與第1肋間
等高，鎖骨下窩外側、前
正中線往外6寸處。

雲門
位於前胸部，鎖骨下窩
陷處、喙突的內側、前
中線往外6寸處。

俠白
位於上臂前面外側，肱二
頭肌外側邊緣，腋窩橫紋
前端往下4寸處。

上肢右側正面

華蓋
（任脈）

三角肌 胸大肌

鎖骨下窩
（鎖骨胸肌三角凹窩）
位於鎖骨正下方、於胸大
肌與三角肌連起處之間所
形成的凹陷。

尺澤
位於肘前部、肘窩
橫紋上、肱二頭肌
肌腱外側凹陷處。
※肘窩橫紋是一隻彎曲
肘關節時所形成的
皺褶。

鎖骨
喙突
肩峰
三角肌
短頭
長頭
肱二頭肌
肱肌
肱骨
旋前圓肌
橈骨

胸骨
第1肋骨
胸小肌
第2肋骨
第3肋骨
胸大肌
第4肋骨
劍突

腋窩橫紋前端

內上髁
肘窩橫紋
外上髁

46

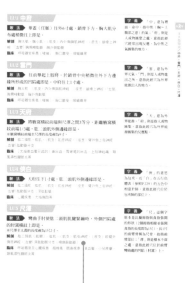

47

詳細解說
詳細解說取穴法、解剖、臨床與字義。

關於標記代號

脊椎是由頸椎（7塊）、胸椎（12塊）、腰椎（5塊）、骶骨（5塊薦椎，成年後接合為一）與尾骨（3～5塊尾椎，成年後接合為一）所構成。以代號來標示，頸椎簡稱為「C」，胸椎為「T」或「Th」、腰椎為「L」，骶骨為「S」，尾骨則為「Co」，由上往下以編號標示每塊椎骨。穿梭於椎骨之間的脊髓神經有頸神經（8對，C1～C8）、胸神經（12對，T1～T12）、腰神經（5對，L1～L5）、骶骨神經（5對，S1～S5）與尾骨神經（1對，Co），合計31對。這些神經也由上往下依序標示英文字母與編號。

目 錄

8

column
徹底掌握全身的東洋醫學診察風格「四診」 ·············· 208

部位別穴道一覽

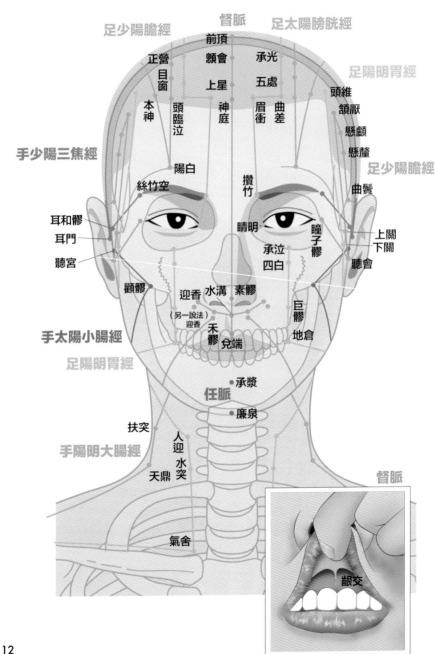

足少陽膽經　督脈　足太陽膀胱經

前頂

正營
囟會　承光　足陽明胃經

目窗　上星　五處

頭維
本神　頭臨泣　神庭　眉衝　曲差　頷厭

懸顱

懸釐

手少陽三焦經　陽白　攢竹　足少陽膽經

絲竹空　曲鬢

耳和髎　睛明

耳門　瞳子髎　上關

聽宮　承泣　下關

四白　聽會

顴髎　迎香　水溝　素髎

（另一說法）　巨髎

迎香

手太陽小腸經　禾髎　兌端　地倉

足陽明胃經

承漿

任脈

廉泉

扶突

人迎

手陽明大腸經　水突

天鼎

督脈

氣舍

齦交

12

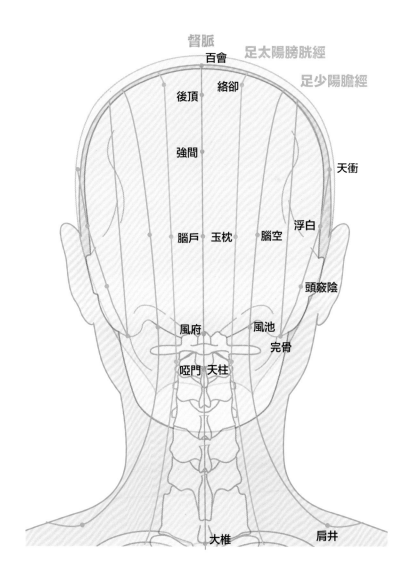

督脈　　足太陽膀胱經

足少陽膽經

百會

絡卻

後頂

強間

天衝

浮白

腦戶　玉枕　腦空

頭竅陰

風府　　風池

完骨

啞門　天柱

大椎　　　　肩井

○…耳朵內側的穴道。

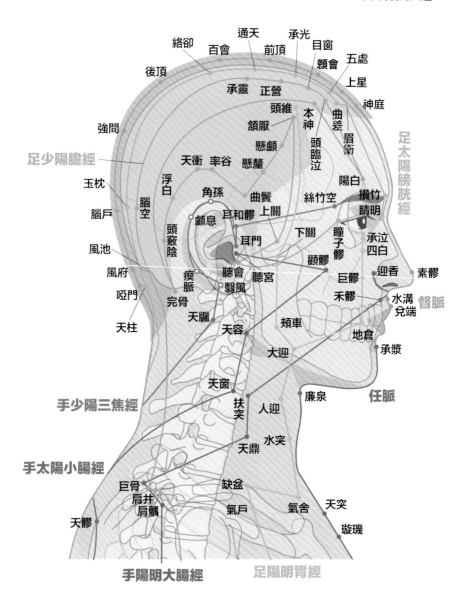

絡卻　通天　承光
百會　前頂　目窗
後頂　　　　　顖會　五處
承靈　正營　　　　　上星
　　　　頭維　本神　曲差　神庭
額厭　　　　　眉衝
懸顱
強間　　天衝　率谷　懸釐
足少陽膽經
玉枕　浮白　　　　　　陽白
腦空　角孫　曲鬢　絲竹空　攢竹
腦戶　顱息　耳和髎　上關　　　睛明
頭竅陰　　耳門　下關　瞳子髎　承泣
風池　　　　　　　　　顴髎　　四白
風府　　瘈脈　聽會　聽宮　　巨髎　迎香　素髎
瘂門　完骨　翳風　　　　禾髎　水溝　督脈
天柱　天牖　　　　　　　　　　兌端
　　　　天容　頰車　　地倉
　　　　　大迎　　　承漿
足太陽膀胱經
手少陽三焦經
　　　天窗
扶突　人迎　廉泉　任脈
水突
天鼎
手太陽小腸經
巨骨　缺盆
肩井
肩髃　氣戶　氣舍　天突
天髎　　　　　　璇璣
手陽明大腸經　足陽明胃經

◆體幹胸腹部位

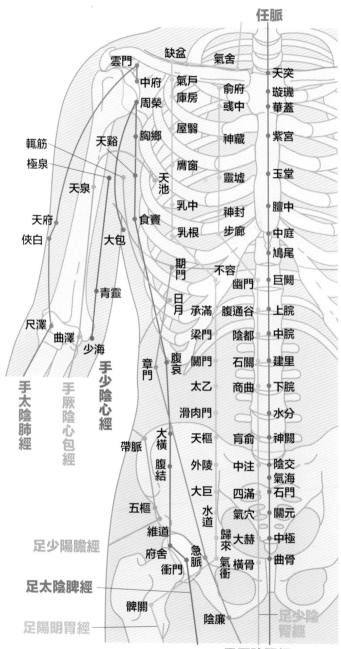

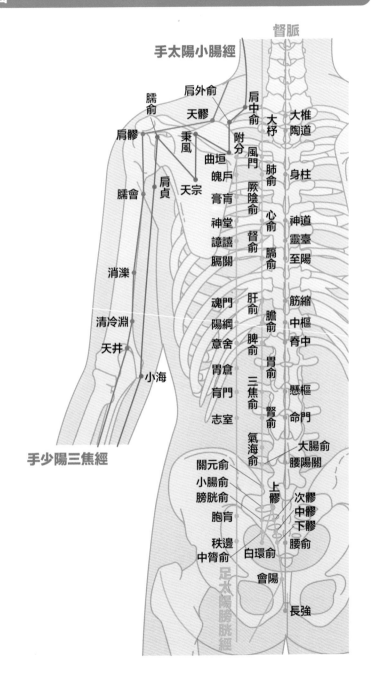

督脈

手太陽小腸經

肩外俞
臑俞
天髎
肩中俞
大杼
大椎
陶道
秉風
附分
肺俞
身柱
曲垣
風門
厥陰俞
肩髎
魄戶
心俞
神道
靈臺
至陽
肩貞
天宗
膏肓
督俞
膈俞
臑會
神堂
譩譆
膈關
筋縮
中樞
脊中
消濼
魂門
陽綱
肝俞
膽俞
懸樞
命門
清冷淵
意舍
脾俞
胃俞
天井
胃倉
三焦俞
腎俞
小海
肓門
志室
氣海俞
大腸俞
腰陽關
手少陽三焦經
關元俞
小腸俞
膀胱俞
胞肓
上髎
次髎
中髎
下髎
腰俞
秩邊
中膂俞
白環俞
會陽
長強

足太陽膀胱經

◆體幹部位側面　　◆上肢正面

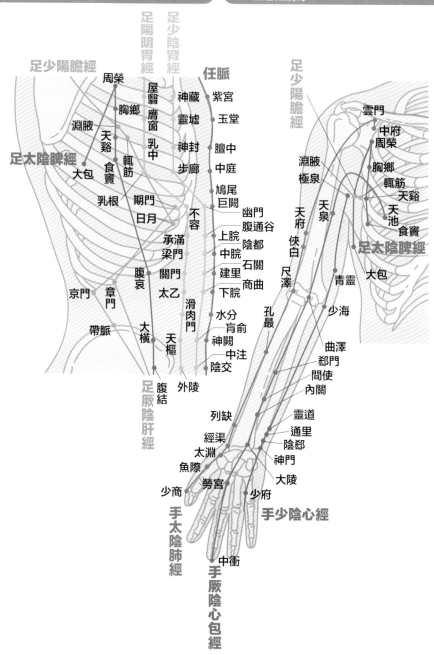

足少陽膽經

足陽明胃經

足少陰腎經

任脈

足少陽膽經

周榮

屋翳　神藏　紫宮

胸鄉　膺窗　靈墟　玉堂

淵腋　乳中　神封　膻中

天谿　　　步廊　中庭

足太陰脾經

食竇　輒筋　　　鳩尾

大包　　　　　　巨闕

乳根　期門　　幽門　天谿

日月　不容　腹通谷

　　　　　　陰都

承滿　上脘　石關

梁門　中脘　商曲

關門　建里

太乙　下脘

腹哀　　　水分

滑肉門　肓俞

京門　章門　　　神闕

帶脈　　　　天樞　中注

　　　　大橫　　　陰交

足厥陰肝經

腹結　外陵

雲門

中府

周榮

淵腋　　胸鄉

極泉　　輒筋

　　　　天谿

天府　天泉　天池

俠白　　　食竇

尺澤　　足太陰脾經

　　　　大包

青靈

少海

曲澤

郄門

間使

內關

靈道

通里

陰郄

神門

大陵

孔最

列缺

經渠

太淵

魚際

勞宮　少府

少商

中衝

手太陰肺經

手厥陰心包經

手少陰心經

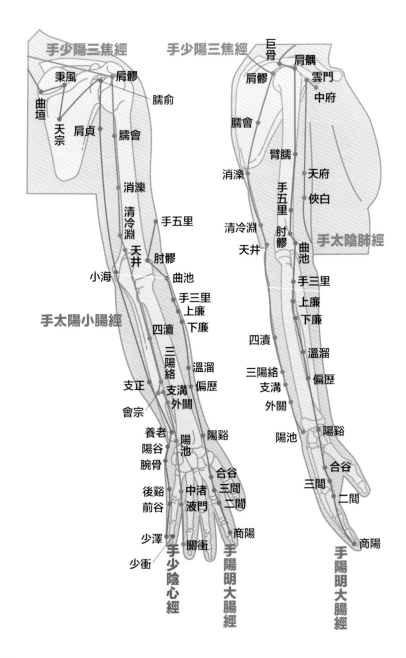

手少陽三焦經
手少陽三焦經
巨骨
肩髃
秉風　肩髎
肩髎　雲門
臑俞　中府
曲垣
天宗　肩貞　臑會
臑會
臂臑
消濼　天府
消濼　俠白
清冷淵　手五里
天井　肘髎
手五里　清冷淵
肘髎　天井
曲池
手太陰肺經
小海　肘髎
天井
手三里
上廉
曲池
手三里
四瀆　上廉
下廉　下廉
三陽絡
溫溜　四瀆
支正　支溝　偏歷　溫溜
外關
會宗　三陽絡　偏歷
支溝
養老　外關
陽谷　陽池
腕骨　陽谿　陽谿
陽池
後谿
前谷　中渚　合谷
液門　三間　合谷
二間　三間
手太陽小腸經
少澤　商陽　二間
少衝　關衝　商陽

手少陰心經
手陽明大腸經
手陽明大腸經

◆下肢正面與背面

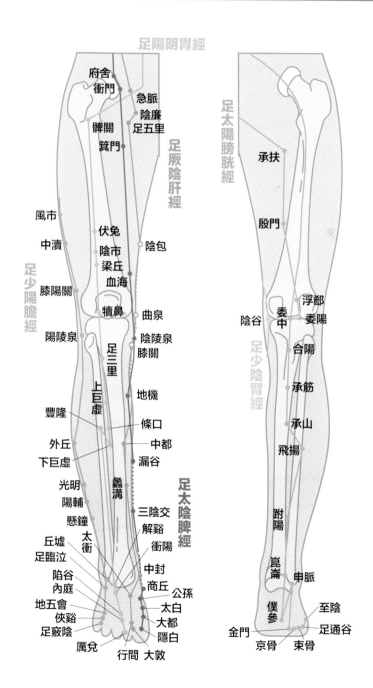

足陽明胃經

足太陽膀胱經

足厥陰肝經

足少陽膽經

足少陰腎經

足太陰脾經

府舍
衝門
急脈
陰廉
足五里
髀關
箕門

承扶

殷門

風市
中瀆
伏兔
陰市
梁丘
血海
陰包
膝陽關
犢鼻
曲泉
陽陵泉
陰陵泉
膝關
足三里
浮郤
委陽
委中
陰谷
合陽
承筋
承山
飛揚
上巨虛
豐隆
地機
條口
外丘
下巨虛
中都
漏谷
光明
陽輔
懸鐘
蠡溝
跗陽
三陰交
解谿
太衝
衝陽
丘墟
足臨泣
陷谷
內庭
中封
商丘
公孫
太白
大都
隱白
崑崙
申脈
僕參
至陰
金門
京骨
束骨
足通谷
地五會
俠谿
足竅陰
厲兌
行間　大敦

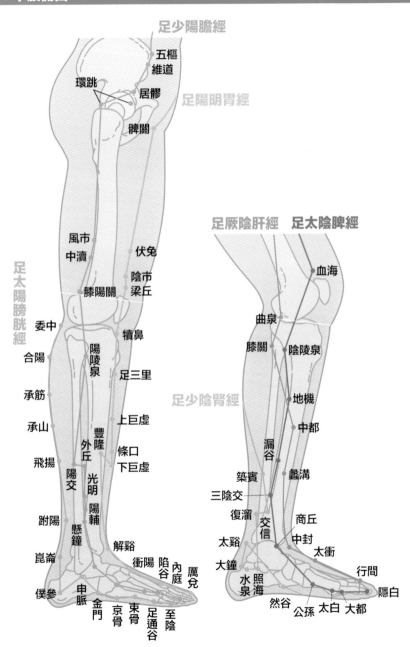

◆下肢側面

足少陽膽經

五樞
維道
環跳
居髎
髀關

足陽明胃經

風市
中瀆
伏兔
陰市
梁丘
膝陽關

足厥陰肝經　足太陰脾經

血海
曲泉
膝關
陰陵泉

足太陽膀胱經

委中
犢鼻
陽陵泉
足三里

合陽
承筋
承山
上巨虛
豐隆
外丘
條口
下巨虛
飛揚
陽交
光明
陽輔
跗陽
懸鐘
崑崙
僕參
申脈
金門
京骨
束骨
足通谷
至陰
解谿
衝陽
陷谷
內庭
厲兌

地機
中都
漏谷
蠡溝
築賓
三陰交
復溜
交信
商丘
中封
太衝
行間
隱白
太谿
大鐘
水泉
照海
然谷
公孫
太白
大都

足少陰腎經

20

◆ **男性會陰部**

任脈　會陰

◆ **女性會陰部**

任脈　會陰

◆ **足底部**

足少陰腎經　湧泉

◆ **足背部**

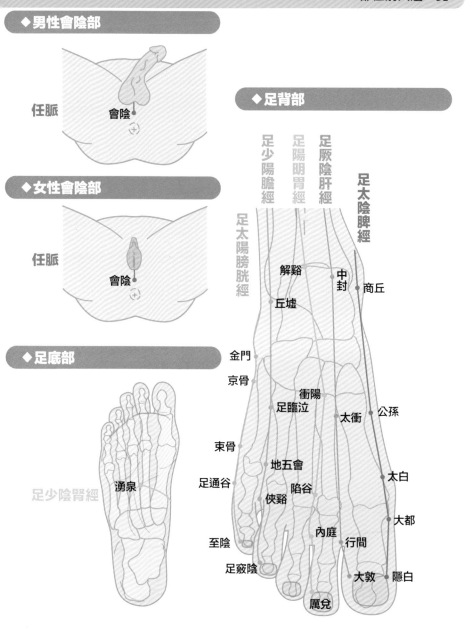

足少陽膽經
足陽明胃經
足厥陰肝經
足太陰脾經

足太陽膀胱經

解谿　中封　商丘

丘墟

金門

京骨

衝陽
足臨泣　太衝　公孫

束骨

地五會

足通谷　陷谷　太白

俠谿

大都

內庭　行間

至陰　　大敦　隱白

足竅陰

厲兌

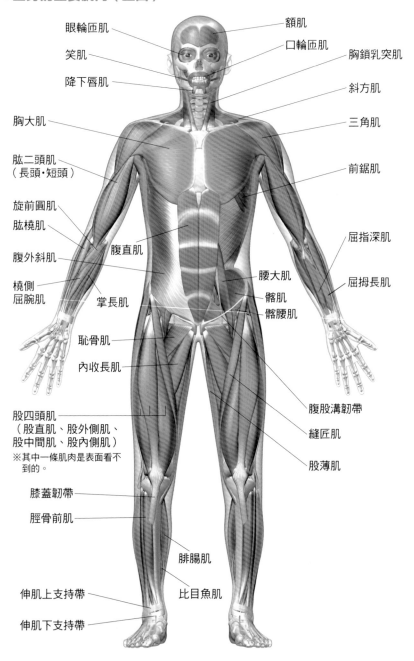

眼輪匝肌

笑肌

降下唇肌

胸大肌

肱二頭肌
（長頭・短頭）

旋前圓肌

肱橈肌

腹外斜肌

橈側
屈腕肌

掌長肌

腹直肌

恥骨肌

內收長肌

股四頭肌
（股直肌、股外側肌、
股中間肌、股內側肌）
※其中一條肌肉是表面看不
　到的。

膝蓋韌帶

脛骨前肌

伸肌上支持帶

伸肌下支持帶

額肌

口輪匝肌

胸鎖乳突肌

斜方肌

三角肌

前鋸肌

屈指深肌

屈拇長肌

腰大肌

髂肌

髂腰肌

腹股溝韌帶

縫匠肌

股薄肌

腓腸肌

比目魚肌

◆全身的主要肌肉（背面）

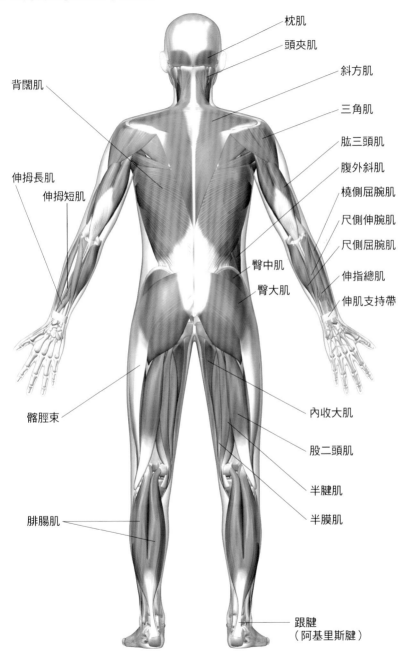

枕肌
頭夾肌
斜方肌
三角肌
肱三頭肌
腹外斜肌
橈側屈腕肌
尺側伸腕肌
尺側屈腕肌
伸指總肌
伸肌支持帶

背闊肌
伸拇長肌
伸拇短肌

臀中肌
臀大肌

髂脛束
內收大肌
股二頭肌
半腱肌
半膜肌

腓腸肌

跟腱
（阿基里斯腱）

23

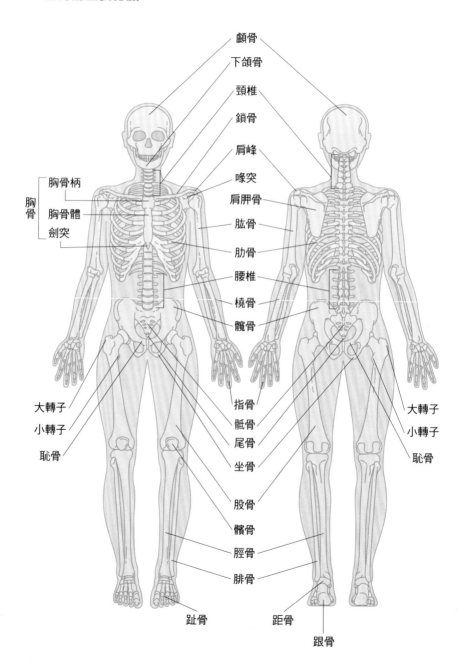

顱骨
下頜骨
頸椎
鎖骨
肩峰
喙突
肩胛骨
肱骨
肋骨
腰椎
橈骨
髖骨
指骨
骶骨
尾骨
坐骨
股骨
髕骨
脛骨
腓骨

胸骨
胸骨柄
胸骨體
劍突

大轉子
小轉子
恥骨

大轉子
小轉子
恥骨

趾骨
距骨
跟骨

第1章

東洋醫學、經絡與經穴的基礎知識

東洋醫學的基本觀念

POINT
●東洋醫學有一套名為「統一體觀」的基本觀念。
●臟器、器官與組織等身體與心靈全都息息相關。

◆人類會受到大自然變化的影響

東洋醫學發源自中國，每個代代傳承漢方、中醫學等的國家與學說都有各自的特色，不過根本上的思維不變。其基礎思維為統一體觀，即「既然人與動植物等都屬於自然界（的一部分），身體狀況與病症當然會受到自然環境變化的影響」。另有一個類似的思維是整體觀念，即認為皮膚、臟器、精神等構成人體的所有要素不單純只是個別的零件，而是藉由血管、神經與經絡（參照P.34）等網絡互相連結，因此應將身體整體視為一個大自然體系（宇宙級的世界觀）來思考。

◆大自然是由正負要素所構成

現代人有衣服、住宅與冷暖氣等的庇護，說不上是生活在嚴酷的大自然之中，但仍然是身處於有著四季、天候與晝夜等變化的自然之中，這點無庸置疑。不斷變化的自然環境對我們所造成的影響遠超出我們的想像。這種影響可以用東洋醫學所謂的陰陽觀念來解釋。

比方說，入冬後加劇的神經痛與腰痛在天氣變暖後就好轉，這類案例很可能就是陰（寒冷）的狀態對身體造成不良的影響。另一方面，入夏後濕疹便惡化的案例，則可能是陽（暑熱）在身體原本就帶有熱能之處過度增加所致。

綜觀這類案例可知，東洋醫學是一門相當重視身心平衡的醫學。除了陰陽之外，氣與血（參照P.28）

考試重點名詞

陰陽

陰陽是一個用來表示相對性事物的用語。陰泛指所有具備冷涼、陰暗等性質之物，反之陽則是指所有具備溫暖、明亮等性質之物。比方說，陽在入夏後達到鼎盛期，隨後陰會逐漸轉強，入冬後便來到陰的高峰期，接著陽又漸漸轉強後，便迎來春天。若以一天為單位來看，太陽升起的白天陽氣較旺，入夜後則陰氣較盛。以人體舉例來說，畏寒怕冷的人可說是體內陰氣較盛（或是陽氣較衰），而容易燥熱上火的人則是處於陽氣較盛（或是陰氣較衰）的狀態。

這類「身心不可或缺的物質也都處於不多不少、剛剛好的狀態」，亦即所謂的平衡狀態，在東洋醫學上便稱得上是健康的身體。

身心密不可分的東洋醫學

東洋醫學認為情感等精神層面與臟器、器官等肉體方面是互相連結的，並稱此為**身心一如**。這種思維和**五行說**（參照P.30）也有關聯，自古以來被視為東洋醫學最大的特色之一。然而，近年來因情緒與心理而影響身體的案例，在東洋醫學以外的臨床現場也很常見，比如壓力導致腸胃機能不佳或是透過笑來提升免疫力等。

東洋醫學中有一個詞叫做「**未病**」，即認定是受到精神影響的案例。所謂的未病，是一種日常中最常感受到的身心狀態，也就是很容易以「應該是心理作用」搪塞過去、「總覺得不太舒服」、沒有生病卻也說不上健康的狀態。

這種未病的狀態在西洋醫學中不被視為疾病，是「介於生病與健康之間的灰色地帶」，若從這個階段展開治療並在演變成疾病之前便治癒，即稱為「**治未病**」。這種格外重視預防醫學的態度也是東洋醫學的特色。

身心一如
用來表示「精神與肉體彼此緊密連結，不可分開來思考」的用語。

治未病
意指「雖然不是生病，但也無法簡單斷言身體是健康的，從這種所謂的『未病』狀態開始治療並且痊癒」。一般來說，剛患上的疾病（急性病）會比長期形成的疾病（慢性病）還要易於治療，也好得比較快。若能在生病之前便發現預兆並施以適當的治療，效果會更佳。這是東洋醫學在治療上的根本思維之一。

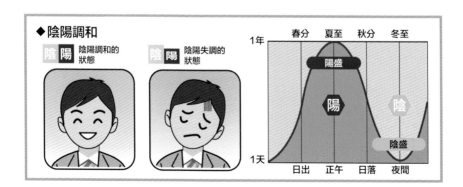

◆陰陽調和

陰 陽 陰陽調和的狀態

陰 陽 陰陽失調的狀態

1年　春分　夏至　秋分　冬至

陽盛

陽　陰

陰盛

1天　日出　正午　日落　夜間

氣、血、津液與精的功能

- ●人體內有關鍵的4個要素（氣、血、津液與精）運行。
- ●可依對身心的作用將氣區分為4大類。

◀調整身體狀態的關鍵4要素

維繫人類的生命需要4個要素，即運行於人體內的氣、血、津液與精。

氣，簡單來說就是「生命能源」，是身心維持生命活動所需的根源性能源。根據功能等可以區分成4種氣。血則是物質上的血液及所有血液對身體發揮的作用之總稱。津液為透明的液體，基本上是體內血液以外的所有水分之總稱。精則是一種如「生命活動精力之來源」的物質。

基本上各個要素無論是過量還是不足，抑或是循環阻滯，都會造成身心失調。

◀氣的種類與主要功能

我們擁有的氣可依功能及存在的地方大致分成元氣、宗氣、營氣與衛氣4類。

元氣是這4種氣中最重要的身心基礎。宗氣則是隨著呼吸推進血液循環。營氣是在推動血液的同時，將營養隨著血液一起運至各個組織。衛氣的主要功能則是防止外部邪氣入侵，或是驅逐並排出已經侵入人體內部的邪氣。宗氣、營氣與衛氣主要是由水穀精微所化生。

◀血與津液的功能

血的主要功能是將營養物質送達人體全身（滋潤作用），藉此改善臟器、器官等全身組織的異常或是促進新陳代謝。血是由水穀精微所化生，先貯存於肝

考試重點名詞

邪氣

生病的原因（病因），以及造成身體異常的事情、現象與情感等的總稱。另一方面，守護身體並且提高自然治癒力的氣則稱為「正氣」。邪氣大致分成兩類，一為冷熱等體外自然環境所引起的外邪（外因），一為情感強烈到會造成身體失常的內邪（內因）。

考試重點名詞

水穀精微

「水穀」泛指飲食物，而「精微」則為營養成分之意。攝取飲食物後，透過脾胃的消化吸收機能（腐熟與運化）所化生的營養成分。氣、血、津液與精是左右身心狀態好壞的4個要素，主要是由水穀精微所化生。

（參照P.30），之後再送至全身。

除此之外，津液和血、氣一樣都是由水穀精微所化生，如同口渴時所喝的水分可以止渴，津液的主要功能便是滋潤身心各個部位，有降溫與潤滑之效。這種血與津液合稱為**陰液**。

◀精的功能

相對於氣是所有生命活動必備的能源，精可解釋為「孕育出年輕活力的物質」。精是貯存於五臟的腎中，會根據所需轉化為氣、血或津液等，主要與身心的成長、發育有關。有2種類型，分別為承繼自父母的先天之精與由水穀精微化生的後天之精。

筆記

陰液
血與津液的總稱。相對於此，氣又稱為陽氣。

氣的種類	分布與功能
元氣	又名原氣、真氣。遍布全身各處，具有掌管所有組織機能的功用。元氣是從承繼自父母的先天之精轉化而來，出生之後則由後天之精所化生。
宗氣	具有隨著呼吸推進血液循環的功能。與看、說等身體的基本動作也有關聯，又稱為動氣。是由呼吸所吸入的清氣與攝取飲食物消化生成的水穀精微所化生。
營氣	存於血脈之中，具有推動血液並連同營養一起運送至各個組織的功能。此氣含有大量由水穀精微所化生的營養成分。
衛氣	防止邪氣入侵或加以驅逐並排出。廣泛存在體內乃至於皮膚表面，在身體內部還有溫熱臟器的功用。由水穀精微所化生。

臟腑的類別與關聯性（五行說）

- ●東洋醫學中，主要臟腑含括5個臟（五臟）與6個腑（六腑）。
- ●各個臟器之間、和臟器相關的所有事情與現象都是彼此息息相關的。

◪臟腑的理解方式

在東洋醫學中，依各自具備的生理或機能上的特色，將臟腑（所謂的內臟之總稱）分成3類：臟、腑與奇恆之腑。

臟是指肝、心、脾、肺、腎，統稱為五臟。東西方的醫學在臟器的理解方式上或多或少存在著差異，西洋醫學中的臟器名稱單純指臟器本身，而東洋醫學則不僅是臟器的名稱，還顯示出各個臟器的功能。以肝為例，除了表示肝臟這個臟器之外，還有貯藏血液（藏血）、控制氣的流通（疏泄）等含意。

◪五臟的關聯性與對應關係

各個臟器之間彼此都有關聯。舉例來說，可以觀察到的徵兆有：當肺的機能高亢時，腎臟的機能也會提升；或是當肝臟的機能過於亢進時，消化吸收機能（脾）就會低落。

此外，不僅限於臟器之間，與各個臟器密切相關的身體孔穴（眼睛、耳朵等）或部位等，也會出現臟器失常所引發的症狀。這種互相連結的關係即稱為臟象。進一步將與各臟器相關的所有事情與現象彙整而成的理論即所謂的五行說。

◪關於腑與奇恆之腑

腑是指膽、小腸、胃、大腸、膀胱、三焦，統稱為六腑。三焦並不存在具體的臟器，而是一種抽象的概念，意指體內水分的通道。臟與腑是彼此密切連

筆記

五臟的主要功能

肝…主要是保持氣的流通順暢（疏泄）並貯藏血液（藏血）等。

心…具有讓血液循環運行的幫浦功能，與意識、思考等所有精神活動有關。

脾…以飲食物化生為水穀精微（運化），並將該營養素運至上半身以支持內臟運作（升清）、防止血液流出血管外（統血）、利用水穀精微轉化成血與氣等。

肺…呼吸並將水分運送至全身。往上與往外側擴散（宣發）、往下與往內側運送（肅降）等。

考試重點名詞

五行說（陰陽五行說）

認為自然界所有存在都是由金、木、水、火、土5個要素所組成，並且彼此互相關聯的一種思維。其關聯有水生木、木生火這種促進關係（相生），還有水滅火、土吸水這類制約關係（相剋）。

結的夥伴，並且兩兩對應（參照下圖）。六腑串聯成一條管道，在飲食物從中通過的途中吸收其營養素。而奇恆之腑則是指腦、髓、骨、脈、膽與女子胞（子宮）。

 考試重點名詞

臟象
這是指各個臟腑對身心造成的影響（生理上與病理上）。透過觀察人體的生理與病理，針對各個臟腑的機能、變化與相互作用賦予一套有系統的理論，即為臟象學說。

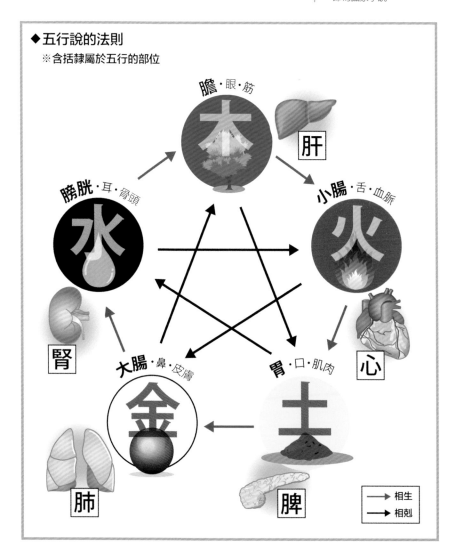

◆**五行說的法則**
　※含括隸屬於五行的部位

膽・眼・筋
木　肝

膀胱・耳・骨頭
水　腎

小腸・舌・血脈
火　心

大腸・鼻・皮膚
金　肺

胃・口・肌肉
土　脾

→ 相生
→ 相剋

經絡與經穴的觀念

POINT
●經絡遍布全身，是氣血運行的通路。
●經穴是顯現身體深處異常的地方，亦為治療的重點。

◇經絡是遍布全身的通道

經絡是指氣與血（參照P.28）的通道。經絡遍布全身，連結身體各個臟器、肌肉與皮膚等，發揮著聯絡網般的作用。和血管或神經可說是一樣的東西，最大的差別在於「肉眼看不到」、「流通的是氣、血這類能源而非具體的物質」與「路線不固定」。

舉個例子來說，河川的路線會因大地的變動或天候等自然之力而每天都有微幅的變化。一般認為經絡的路線同樣也會因為身體狀況的變化或精神狀態等，而或多或少有變動（位移）。

◇深處的異常會透過經絡顯現出來

外部存在的邪（**六淫**）會從身體表面入侵，經由經絡逐步進到身體深處，因此遭到入侵的經絡所連結的部位會相繼出現症狀。此外，**臟腑**若發生異常，會透過連結該臟腑的經絡將異常傳遞至身體表面。

比方說，人步入高齡之後，若因腎臟發生異常而處於腎精不足的狀態，便會容易出現下半身倦怠或疼痛、耳鳴、性功能衰退等狀況。反過來說，亦可關注身體表面與臟器有所連結的部位之變化與症狀，藉此推測並掌握一般較難察覺的臟腑異常。

◇經穴是矯正氣血阻滯的治療點

顯現於經絡上的反應點稱為**經穴**或是穴道。經絡上存在著無數個經穴，刺激這些經穴可讓經絡內的氣血順暢流通。只要藉此讓能源與營養成分正常循環於

考試重點名詞

經絡
氣與血這類能源的通道。刺激遠離患部的穴道（正穴）之所以也有效果，是因為經絡形成一套從頭頂到腳尖、遍布於全身的通路。當雙手雙腳貼地時，通過太陽照射那側的經絡為「陽經」，通過太陽照不到那側的經絡則為「陰經」。

考試重點名詞

六淫
P.28說明過的外邪又可以細分為6類：風邪、寒邪、暑邪、濕邪、燥邪與火邪，這些則統稱為「六淫」。而另一方面，喜、怒、憂、思、悲、恐、驚7種內邪則統一稱為「七情」。含括內邪、外邪的所有邪氣又稱為「六淫七情」。

體內，便可活化臟腑與組織的機能，異常自然也會逐漸痊癒，這種觀念（提升自然治癒力）成了東洋醫學的治療基礎。

　　基於這樣的觀念，目前所採行的治療法是透過針灸或推拿來刺激經穴（穴道療法）。位於經絡上的經穴稱為正穴，其他則為奇穴。

考試重點名詞

經穴
俗稱「穴道」，意指體表的細微凹陷等。具備2種功能：①顯現病因的反應點、②加以刺激來治療病因的作用點。原則上，位於正經十二經脈、督脈及任脈上的穴道稱之為「正穴」，其餘為「奇穴」。

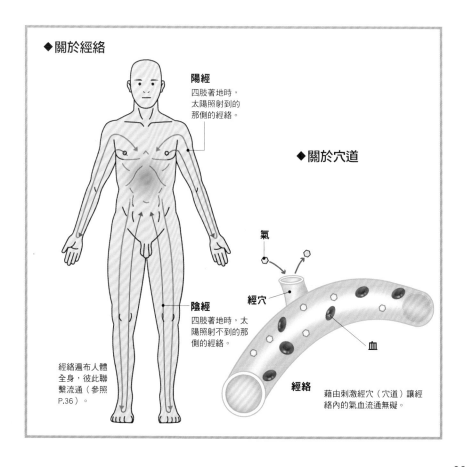

◆關於經絡

陽經
四肢著地時，太陽照射到的那側的經絡。

◆關於穴道

氣

經穴

血

陰經
四肢著地時，太陽照射不到的那側的經絡。

經絡遍布人體全身，彼此聯繫流通（參照P.36）。

經絡

藉由刺激經穴（穴道）讓經絡內的氣血流通無礙。

代表性的經絡及其要穴

POINT
- ●正經十二經脈加上2脈奇經即為十四經脈。
- ●各經脈上都有分別依作用或特色來分類的要穴。

◀與臟腑連結的正經十二經脈

　　12條正經十二經脈為人體最主要的經脈。這些經脈又分別與特定的臟腑連結〔與經脈連結的臟腑為五臟六腑（參照P.30），外加包覆心臟的外膜「心包」即成為六臟六腑〕。

　　6條運行於體表手部的為手經，6條循行於足部的則為足經，又各分為3條陰經與陽經。這12條經脈在手足末端、臉部等處相連，整體形成一套流動的經脈系統，此稱為流注（參照P.36）。

◀奇經（奇經八脈）的經穴

　　正經十二經脈以外的8條主要經脈（督脈、任脈、衝脈、帶脈、陰蹻脈、陽蹻脈、陰維脈、陽維脈）則稱為奇經八脈。所謂的奇是「沒有成對」的意思，奇經八脈中不僅沒有陰陽成對，也未連結臟腑，督脈與任脈以外的6條奇經更沒有獨自的經穴。屬於奇經的任督二脈與正經十二經脈合稱為十四經脈。此外，雖然不在經脈上，但是已定為主治範疇的經穴中也有含括奇穴。

◀各經脈的要穴

　　正經十二經絡上有361個經穴是WHO（世界衛生組織）訂立的標準經穴。其中有些要穴基於「反應明確」、「效果顯著」等理由，而頻繁運用於實際的治療之中。依性質、作用與特色等進行了分類（參照右表）。

考試重點名詞

心包
指包覆心臟的膜，現代醫學中無此概念，在中國醫學中則定位為臟器之一。和心包連結的經脈為「手厥陰心包經」。

十二經脈	原穴	郄穴	絡穴	募穴	井穴	滎穴	輸穴	經穴	合穴	背俞穴
手太陰 肺經	太淵	孔最	列缺	中府	少商	魚際	太淵	經渠	尺澤	肺俞
手陽明 大腸經	合谷	溫溜	偏歷	天樞	商陽	二間	三間	陽谿	曲池	大腸俞
足陽明 胃經	衝陽	梁丘	豐隆	中脘	厲兌	內庭	陷谷	解谿	足三里	胃俞
足太陰 脾經	太白	地機	公孫	章門	隱白	大都	太白	商丘	陰陵泉	脾俞
手少陰 心經	神門	陰郄	通里	巨闕	少衝	少府	神門	靈道	少海	心俞
手太陽 小腸經	腕骨	養老	支正	關元	少澤	前谷	後谿	陽谷	小海	小腸俞
足太陽 膀胱經	京骨	金門	飛揚	中極	至陰	足通谷	束骨	崑崙	委中	膀胱俞
足少陰 腎經	太谿	水泉	大鐘	京門	湧泉	然谷	太谿	復溜	陰谷	腎俞
手厥陰 心包經	大陵	郄門	內關	膻中	中衝	勞宮	大陵	間使	曲澤	厥陰俞
手少陽 三焦經	陽池	會宗	外關	石門	關衝	液門	中渚	支溝	天井	三焦俞
足少陽 膽經	丘墟	外丘	光明	日月	足竅陰	俠谿	足臨泣	陽輔	陽陵泉	膽俞
足厥陰 肝經	太衝	中都	蠡溝	期門	大敦	行間	太衝	中封	曲泉	肝俞

原穴與原氣密切相關，可改善原氣的流通。郄穴與絡穴分別用於治療急性症狀與慢性疾患，皆效果絕佳；募穴與背俞穴有經脈之氣出入，井穴則有氣湧出。滎穴是氣暫留的經穴，輸穴則是有氣注入，經穴是氣悠緩流經的經穴，合穴則是氣匯流後逐漸進入體內的經穴。

正經十二經的流注

●經脈（正經）循環於全身，彼此串聯流動即稱為流注。
●流注原則上是有方向性與起點的。

◆正經將全身串聯成一套系統來循環運行

正經十二經脈（參照P.35）形成了一套相連的經脈，打造出有方向性的流動。此流動即稱為流注。流向原則上是手部三條陰經從胸部往手的方向流，於指尖處與手部三條陽經相接，接著從該處往頭部逐步上行，在臉部與足部三條陽經連繫，再從臉部往足部逐漸下行。隨後於腳尖與足部三條陰經連結，旋即往上半身逐步上流，於胸部與手部三條陰經聯繫。這一連串的流動可化為圖示如下。此外，更具體的經脈系統如P.37～39所示。

考試重點名詞

流注
「流動」、「注入」的意思，意指方向一致且連結各條經絡的循環流動。

◆正經十二經脈的運行與連接部位

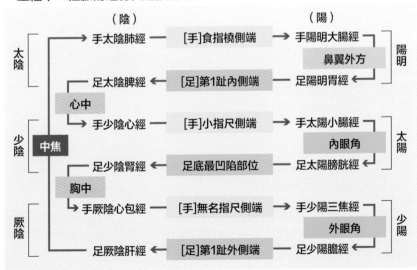

——：體表經絡　　　- - - - - -：體內經絡

◆ 手太陰肺經

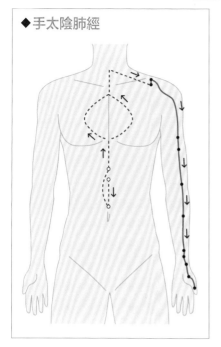

◆ 手陽明大腸經

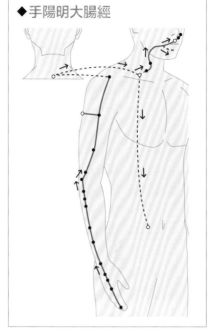

◆ 足陽明胃經

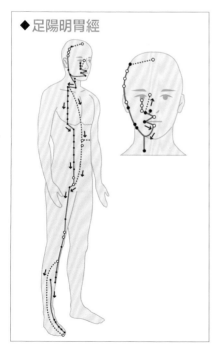

◆ 足太陰脾經

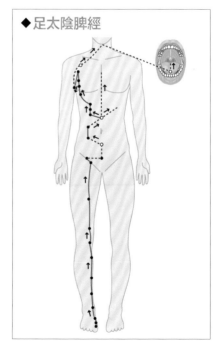

◆ 手少陰心經

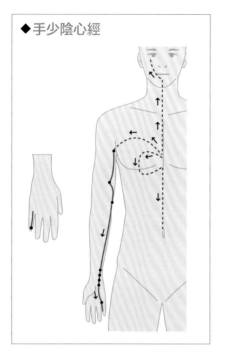

◆ 手太陽小腸經

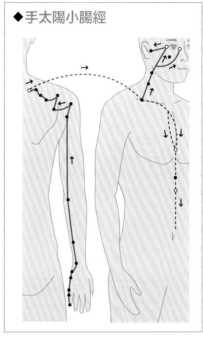

◆ 足太陽膀胱經

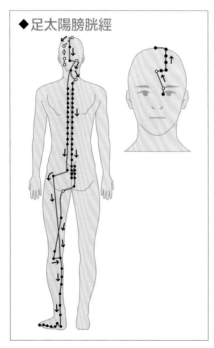

◆ 足少陰腎經

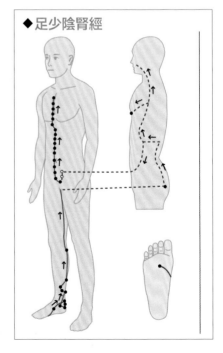

◆ 手厥陰心包經

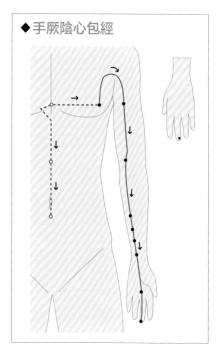

◆ 手少陽三焦經

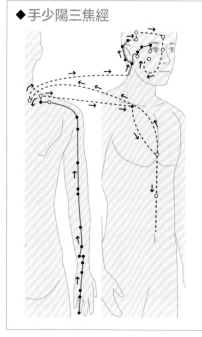

◆ 足少陽膽經

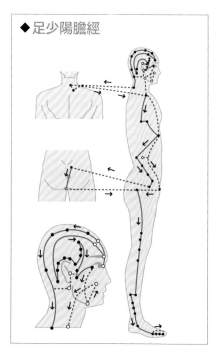

◆ 足厥陰肝經

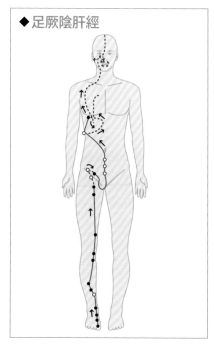

穴道位置的量測方式（取穴）

POINT
●尋找並決定經穴的位置即稱為取穴（經穴定位）。
●取穴有一套國際性的標準化規則。

◆3種基本的定位方式

決定經穴的位置即稱為取穴（經穴定位）。每個人的體格與體型各異，經穴的位置當然也不同。為了進行這種存在著個體差異的人體取穴，自古以來運用了各式各樣的取穴方式，不過現代則由WHO（世界衛生組織）制定了國際性的規則。一般最廣為應用的是解剖標誌法、骨度法與同身寸法這3種方式。

●解剖標誌法

此法是以特定的身體部位作為判別標誌。標誌有腳踝等骨頭突出之處、眼耳眉等器官或髮際等固定標誌，還有活動手腳等處時所產生的皺褶或凹陷等活動標誌。

●骨度法

此法是利用2個骨節等，將特定的身體部位做等分劃分，推算出長度（分寸），作為決定經穴位置的單位。從頭部到下肢的數十處部位都已經訂立了標準長度。

●同身寸法

此法是根據患者的手指長度或寬度來定位。有中指同身寸、拇指同身寸與橫指同身寸等，主要於上、下肢等處取穴時運用。

考試重點名詞

骨度法
經脈的長度與經穴的位置會因人而異。為了決定存在個體差異的經脈位置，以骨骼為基準訂出個人的分寸，即稱為**骨度**。而利用骨度訂出身體經穴的位置，此法則稱為**骨度法**。

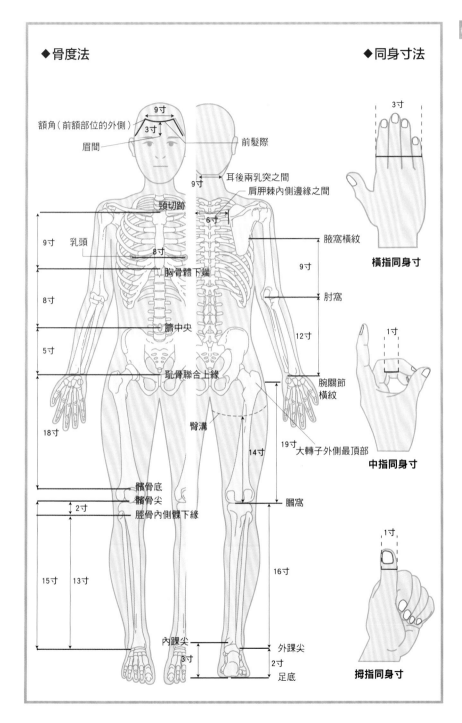

◆骨度法

額角（前額部位的外側）
眉間
前髮際
9寸
3寸

耳後兩乳突之間
9寸
肩胛棘內側邊緣之間
6寸

頸切跡

乳頭
9寸

胸骨體下端
8寸

臍中央
8寸

恥骨聯合上緣
5寸

臀溝

18寸

髕骨底
髕骨尖
2寸
脛骨內側髁下緣

15寸 13寸

內踝尖
3寸
足底

腋窩橫紋
9寸
肘窩
12寸
腕關節橫紋

大轉子外側最頂部
19寸

14寸

膕窩
16寸

外踝尖
2寸
足底

◆同身寸法

3寸

橫指同身寸

1寸

中指同身寸

1寸

拇指同身寸

每天感受著生命的能源
「氣」

　　大腦活動需要葡萄糖，將肝醣分解成葡萄糖即可活動肌肉，但人類仍得另外攝取各式各樣的營養素以維持生命活動。為此，我們每天都必須進食，讓身體消化用以製造能源的食材。然而光是攝取能源並無法順利消耗能源。以車子為例，汽油相當於飲食物，但車子光是加了汽油並不會動，必須將汽油轉換為驅動力（驅動能源）。

　　在東洋醫學中，「氣」就相當於這股驅動力。氣是以也能轉化為能源的飲食物製造出來的，維繫著全身臟器、器官與神經等所有身心的活動。經常有人說「氣非肉眼可見，所以不科學」，但氣畢竟是一種能源，看不到是理所當然的。水和太陽是可視的，藉其孕育出的水力能源與太陽能源來發電並驅動事物等，這些現象也是可視的。然而水力能源與太陽能源本身卻是不可視的。這是同樣的道理。

　　氣的能源量會隨著身心狀態而變化。舉例來說，只要在學校或公司的成績提升，人際關係也良好，就會「心氣歡暢」、變得「氣勢較強」吧。另一方面，如果處於完全相反的狀況，面對的盡是煩心事，則會變得「意氣消沉」、「氣勢較弱」。若再加諸失去工作或是與親近的人離別等過大的壓力，「氣」有時也會因此生病。我們經常像這樣在無意識中感受著氣這種能源的變化。

　　大家是否曾經莫名覺得不太舒服，卻又不到生病那麼糟糕，於是懷疑「只是心理作用」呢？其實，這一瞬間正是因為感受到氣這種能源產生微妙變化而顯現出的生病前兆，一切都是肇因於「氣」。

14經脈

1 手太陰肺經

起於中焦的中脘穴，下行至水分穴而絡於大腸，上行至上脘穴，循環於胃的賁門部位。接著穿過橫膈膜，歸屬於肺，繼而循環於氣管與咽喉，從肺橫行至腋窩部，行經上肢前面外側，終止於拇指外側端。

中府・雲門・天府・俠白・尺澤 ➡P.46
孔最・列缺・經渠・太淵・魚際・少商 ➡P.48

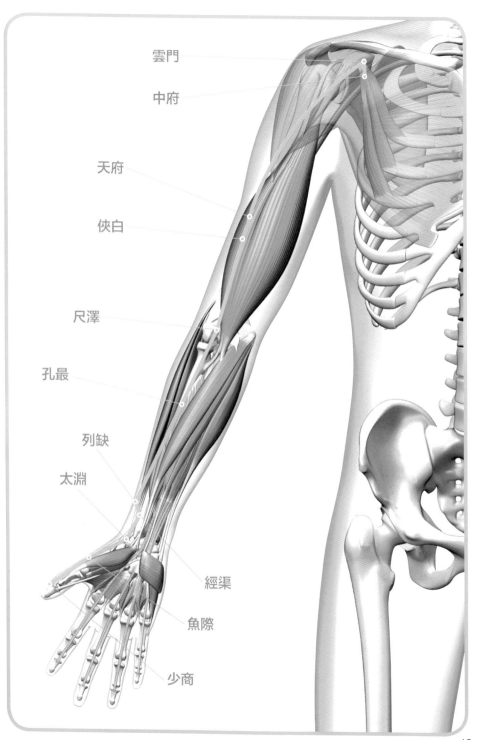

雲門

中府

天府

俠白

尺澤

孔最

列缺

太淵

經渠

魚際

少商

中府・雲門・天府・俠白・尺澤

天府
位於上臂前面外側,肱二頭肌外側邊緣、腋窩橫紋前端往下3寸處。
※腋窩橫紋…於腋下形成的皺褶。

中府
位於前胸部,與第1肋間等高,鎖骨下窩外側、前正中線往外6寸處。

俠白
位於上臂前面外側,肱二頭肌外側邊緣、腋窩橫紋前端往下4寸處。

雲門
位於前胸部,鎖骨下窩凹陷處,喙突的內側、前正中線往外6寸處。

鎖骨下窩
(鎖骨胸肌三角凹窩)
位於鎖骨正下方,於胸大肌與三角肌隆起處之間所形成的凹陷。

尺澤
位於肘前部,肘窩橫紋上、肱二頭肌肌腱外側凹陷處。
※肘窩橫紋…彎曲肘關節時所形成的皺褶。

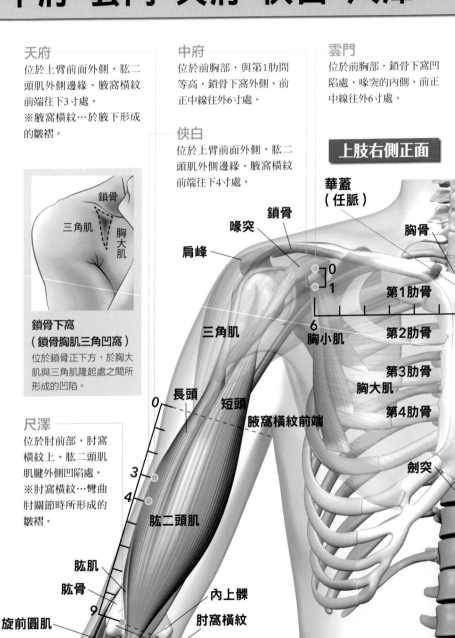

鎖骨
三角肌　胸大肌

上肢右側正面

華蓋
(任脈)

喙突　鎖骨
肩峰
胸骨

三角肌
0
1
第1肋骨

6
胸小肌
第2肋骨

第3肋骨
胸大肌
第4肋骨

長頭　短頭
腋窩橫紋前端

0

劍突

3
4

肱二頭肌

肱肌
肱骨
9
旋前圓肌
橈骨

內上髁
肘窩橫紋
外上髁

LU1 中府

取法 華蓋（任脈）往外6寸處，鎖骨下方、胸大肌分布處稍微往上即是。

解剖 胸大肌、胸小肌、〈肌支〉內外側胸肌神經、〈皮支〉鎖骨上神經、[血管] 胸肩峰動脈、胸外側動脈

臨床 呼吸器官疾患（哮喘）、胸口難受、喉嚨痛等

字義 「中」意為裡面、命中，指中焦（胸～上腹部之意）的氣；「府」則是人或物匯聚之處。意指此經穴經常出現反應，為中焦之氣匯集的地方。

LU2 雲門

取法 往前舉起上肢時，於鎖骨中央稍微往外下方邊緣所形成的凹陷處即是。中府往上1寸處。

解剖 胸大肌、〈肌支〉內外側胸肌神經、〈皮支〉鎖骨上神經、[血管] 胸肩峰動脈、胸外側動脈

臨床 呼吸器官疾患（哮喘）、胸口難受、喉嚨痛等

字義 「雲」意為外界元氣，「門」則是人或物進出之所。意指此經穴為外界能源出入的地方。

LU3 天府

取法 將腋窩橫紋前端與尺澤之間3等分，距離腋窩橫紋前端1/3處，肱二頭肌外側邊緣即是。
※腋窩橫紋前端至尺澤的長度視為9寸。

解剖 肱二頭肌、肱肌、〈肌支〉肌皮神經、〈皮支〉臂外側上皮神經、[血管] 肱動脈分支

臨床 （尤指高血壓引起的）鼻出血、胃等處的出血、上肢神經痛、類風濕性關節炎等

字義 「天」意為外界能源，「府」則是指人或物匯集。意指此經穴為外界能源匯集的反應點。

LU4 俠白

取法 天府往下1寸處，肱二頭肌外側邊緣即是。

解剖 肱二頭肌、肱肌、〈肌支〉肌皮神經、〈皮支〉臂外側上皮神經、[血管] 肱動脈分支（深肱動脈）

臨床 心臟疾患，尤指胸悶等

字義 「俠」的意思為包夾。而「白」在五行色體表（參照P.229）的五色中相當於肺。意指此經穴位於包夾肺的部位上。

LU5 尺澤

取法 彎曲手肘使肱二頭肌肌腱緊繃時，外側凹陷處的肘窩橫紋上即是。
※尺澤至太淵的長度視為1尺2寸。

解剖 肱二頭肌（肌腱）、肱肌、〈肌支〉肌皮神經、〈皮支〉前臂外側皮神經、[血管] 深肱動脈分支（橈側副動脈）

臨床 呼吸器官及心臟疾患、咽喉痛、眼鼻疾患、高血壓、小兒痙攣、類風濕性關節炎等

字義 「尺」這個字原本是比擬拇指與食指張開的形狀（2個拇指相接並張開食指的長度即為1尺），長1尺的前臂骨稱為尺骨，故指前臂部位；「澤」則是積水不深之處。意指此經穴位於前臂彎曲處的凹陷（肘窩）上。

孔最·列缺·經渠·太淵·魚際·少商

孔最
位於前臂橈側，尺澤與太淵的連線上，腕關節掌側橫紋往上7寸處。
※腕關節掌側橫紋…手腕往掌側彎曲時所形成的皺褶。

列缺
位於前臂橈側，外展拇長肌肌腱與伸拇短肌肌腱的中間，腕關節掌側橫紋往上1.5寸處。
※橈側…前臂靠橈骨的那側。

魚際
位於第1掌骨中心點的橈側，紅白肉際交界處。
※紅白肉際交界…皮膚顏色變化的交界處。

少商
位於拇指，遠節指骨橈側、指甲根部近端往外0.1寸處，指甲橈側邊緣垂直線與通過指甲底部水平線的交會點。

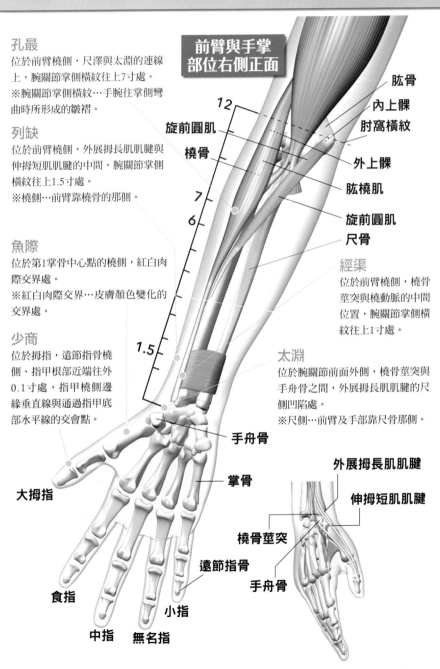

前臂與手掌部位右側正面

12
7
6
1.5

旋前圓肌
橈骨

肱骨
內上髁
肘窩橫紋
外上髁
肱橈肌
旋前圓肌
尺骨

經渠
位於前臂橈側，橈骨莖突與橈動脈的中間位置，腕關節掌側橫紋往上1寸處。

太淵
位於腕關節前面外側，橈骨莖突與手舟骨之間，外展拇長肌肌腱的尺側凹陷處。
※尺側…前臂及手部靠尺骨那側。

手舟骨
掌骨

外展拇長肌肌腱
伸拇短肌肌腱
橈骨莖突
手舟骨

大拇指

遠節指骨

食指
中指　無名指
小指

LU6 孔最

取法 尺澤與太淵的連線上，從中間往上1寸處即是。

解剖 肱橈肌、旋前圓肌、〈肌支〉橈神經、正中神經、〈皮支〉前臂外側皮神經、[血管] 橈動脈

臨床 咳嗽、喉嚨痛等呼吸器官疾患；發熱性疾患卻不出汗時用以促進發汗等

字義 「孔」意為孔洞、縫隙，「最」則是最顯著之意。意指此經穴為肺氣流通的最佳之處。

LU7 列缺

取法 太淵往上1.5寸處，將拇指外轉並伸展，使外展拇長肌肌腱與伸拇短肌緊繃，其中間處即是。

解剖 肱橈肌（肌腱）、外展拇長肌（肌腱）、伸拇短肌（肌腱）、〈肌支〉橈神經、〈皮支〉前臂外側皮神經、[血管] 橈動脈

臨床 頭痛、頸痛、喉嚨痛、感冒初期的枕部疼痛或脖子痠痛、扁桃腺炎、顏面神經麻痺等　※頸痛…指脖子疼痛

字義 「列」意為分開、換行，「缺」則是器具裂痕、破缺之意。意指這條經脈以此處為分歧點分流，其中一部分流往別條通路。

LU8 經渠

取法 太淵往上1寸處，橈骨下端外側高起部位與橈動脈之間即是。

解剖 肱橈肌（肌腱）、外展拇長肌（肌腱）、〈肌支〉橈神經、〈皮支〉前臂外側皮神經、[血管] 橈動脈

臨床 扁桃腺炎、支氣管炎、腳底疼痛等

字義 「經」為河川水流，「渠」則是溝渠之意。意指此經穴位於經脈可浩大奔流的溝渠「橈動脈」上。

LU9 太淵

取法 腕關節前面橫紋上，橈動脈跳動處即是。

解剖 橈側屈腕肌（肌腱）、外展拇長肌（肌腱）、〈肌支〉正中神經、〈皮支〉前臂外側皮神經、[血管] 橈動脈

臨床 呼吸器官疾患及其伴隨而來的腸胃毛病、拇指疼痛、腕關節炎、類風濕性關節炎等

字義 「太」意為大的、重要，「淵」則是深且廣之意。意指此經穴位於如深淵般又大又深且廣之處。

LU10 魚際

取法 第1掌骨中心點外側，手掌與手背的交界處即是。

解剖 外展拇短肌、拇對指肌、〈肌支〉正中神經、〈皮支〉橈神經淺支、[血管] 橈動脈分支（拇主要動脈）

臨床 肩前面部位疼痛、拇指疼痛等

字義 「魚」意為魚腹，指的是拇指球，「際」則是旁邊、邊緣之意。意指此經穴位於拇指球邊緣處。

LU11 少商

取法 拇指指甲根部橫向延伸線與外側邊緣延伸線的交會點即是。

解剖 〈皮支〉橈神經淺支、[血管] 拇主要動脈分支（拇指橈側動脈）

臨床 扁桃腺炎、咽喉炎等

字義 「少」意為少的、末端，「商」為買賣，在五行色體表（參照P.229）的五音中相當於肺；少商意指位於肺經末端的經穴。
※五音…聲音高低的音階，同中國古代的宮商角徵羽

2 手陽明大腸經

承接肺經的脈氣，起於食指外側端（商陽穴），從食指通過前臂後方外側（沿著橈骨），行經肘關節至肩處，上行至大椎穴，接著進入鎖骨上窩（缺盆穴）。自此分為2條支脈，其中一支從臉頰進入下齒槽，出來後於人中的水溝穴左右交叉，終止於鼻孔旁的迎香穴。另一支則進入胸中絡於肺，穿過橫膈膜，於天樞穴歸屬於大腸。

商陽・二間・三間・合谷・陽谿 ➡P.52
偏歷・溫溜・下廉・上廉・手三里 ➡P.54
曲池・肘髎・手五里・臂臑・肩髃 ➡P.56
巨骨・天鼎・扶突・禾髎・迎香 ➡P.58

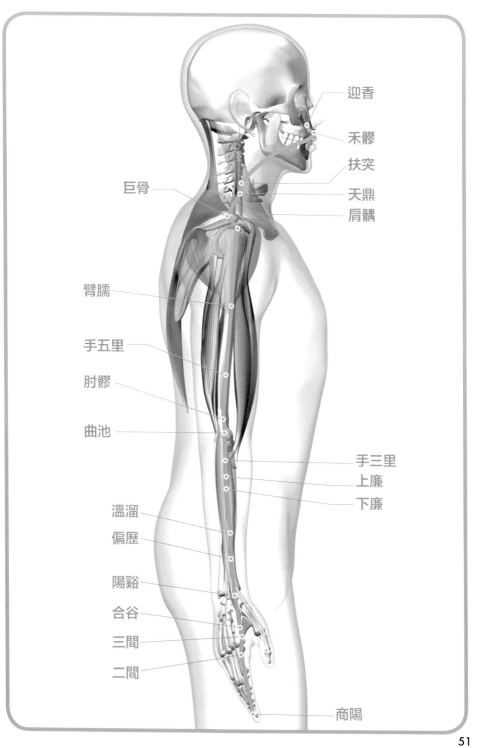

迎香
禾髎
扶突
天鼎
肩髃
巨骨
臂臑
手五里
肘髎
曲池
手三里
上廉
下廉
溫溜
偏歷
陽谿
合谷
三間
二間
商陽

51

商陽・二間・三間・合谷・陽谿

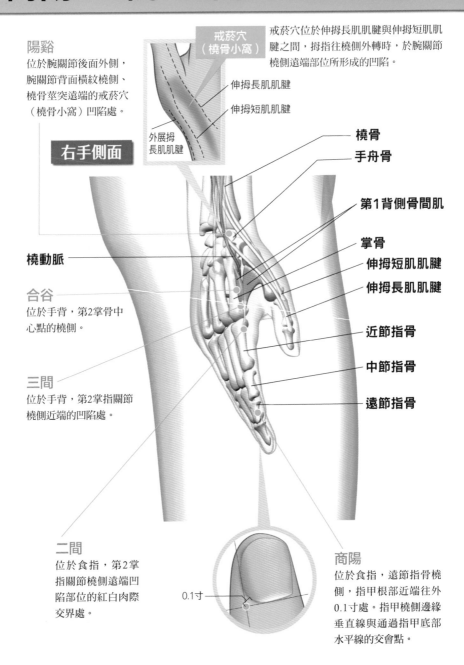

陽谿
位於腕關節後面外側，
腕關節背面橫紋橈側、
橈骨莖突遠端的戒菸穴
（橈骨小窩）凹陷處。

戒菸穴
（橈骨小窩）

戒菸穴位於伸拇長肌肌腱與伸拇短肌肌
腱之間，拇指往橈側外轉時，於腕關節
橈側遠端部位所形成的凹陷。

伸拇長肌肌腱

伸拇短肌肌腱

外展拇
長肌肌腱

右手側面

橈骨

手舟骨

第1背側骨間肌

掌骨

伸拇短肌肌腱

伸拇長肌肌腱

近節指骨

中節指骨

遠節指骨

橈動脈

合谷
位於手背，第2掌骨中
心點的橈側。

三間
位於手背，第2掌指關節
橈側近端的凹陷處。

二間
位於食指，第2掌
指關節橈側遠端凹
陷部位的紅白肉際
交界處。

0.1寸

商陽
位於食指，遠節指骨橈
側，指甲根部近端往外
0.1寸處。指甲橈側邊緣
垂直線與通過指甲底部
水平線的交會點。

LI1 商陽

取 法 食指指甲根部橫向延伸線與外側邊緣延伸線的交會點即是。

解剖 〈皮支〉正中神經的指掌側固有神經、[血管] 指背動脈
臨床 扁桃腺炎、腦充血、高血壓、耳鳴等

字 義 「商」在五音中相當於肺，「陽」則代表陽經，意指此經穴承接了肺經的經脈，為陽經（大腸經）的起點。

LI2 二間

取 法 觸摸第2掌指關節外側，再往下的凹陷處中，手掌與手背的交界處即是。

解剖 第1背側骨間肌（肌腱）、〈肌支〉尺神經、〈皮支〉橈神經淺支、[血管] 指背動脈
臨床 扁桃腺炎、牙痛、鼻血等

字 義 「二」意為數字2，「間」則是之間，意指此經穴位於從食指末端數來第2節處。

LI3 三間

取 法 位於手背側，沿第2掌骨外側邊緣往下撫摸時，手指停頓之處即是。

解剖 第1背側骨間肌、〈肌支〉尺神經、〈皮支〉橈神經淺支、[血管]指背動脈
臨床 扁桃腺炎、牙痛、鼻血、類風濕性關節炎等

字 義 「三」意為數字3，「間」則是之間，意指此經穴位於從食指末端數來第3節處。

LI4 合谷

取 法 第2掌骨中心點的橈側，壓迫時會有疼痛感之處即是。

解剖 第1背側骨間肌、〈肌支〉尺神經、〈皮支〉橈神經淺支、[血管]第1掌背動脈
臨床 眼科疾患、高血壓、耳鳴、牙痛、神經科疾患（癲癇、小兒痙攣、神經衰弱等）、類風濕性關節炎等

字 義 「合」意為合攏、合併，「谷」則是山坳之意。意指此經穴位於如山坳般的封閉之處，即第1與第2掌骨間的凹陷處。

LI5 陽谿

取 法 戒菸穴（橈骨小窩）的凹陷處，橈骨與手舟骨之間，腕關節背側處即是。

解剖 伸拇長肌（肌腱）、伸拇短肌（肌腱）、〈肌支〉橈神經、〈皮支〉橈神經淺支、[血管] 橈動脈
臨床 類風濕性關節炎、牙痛、耳鳴、橈神經痛或麻痺等

字 義 「陽」指手背上的大腸經，「谿」則是細長谷川之意。意指此經穴位於腕關節背面的凹陷處（戒菸穴）。

偏歷·溫溜·下廉·上廉·手三

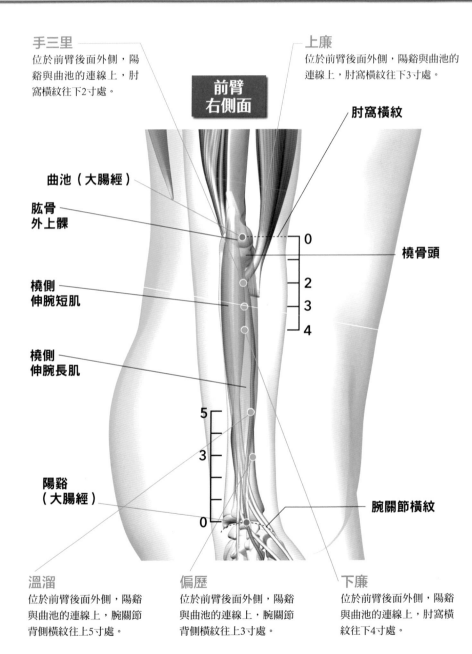

手三里
位於前臂後面外側，陽谿與曲池的連線上，肘窩橫紋往下2寸處。

上廉
位於前臂後面外側，陽谿與曲池的連線上，肘窩橫紋往下3寸處。

前臂
右側面

肘窩橫紋

曲池（大腸經）

肱骨
外上髁

橈骨頭

橈側
伸腕短肌

橈側
伸腕長肌

陽谿
（大腸經）

腕關節橫紋

0

2

3

4

5

3

0

溫溜
位於前臂後面外側，陽谿與曲池的連線上，腕關節背側橫紋往上5寸處。

偏歷
位於前臂後面外側，陽谿與曲池的連線上，腕關節背側橫紋往上3寸處。

下廉
位於前臂後面外側，陽谿與曲池的連線上，肘窩橫紋往下4寸處。

LI6 偏歷

取 法 將陽谿與曲池的連線4等分後，距離陽谿1/4處即是。

解剖 橈側伸腕長肌（肌腱）、橈側伸腕短肌（肌腱）、外展拇長肌（肌腱）、〈肌支〉橈神經、〈皮支〉前臂外側皮神經、[血管] 橈動脈

臨床 腱鞘炎、拇指麻痺、牙痛、鼻血等

字 義 「偏」意為偏離、單側，「歷」則是循環、注入之意。意指此經穴位於經脈靠前臂橈側部位邊緣並流注之處。

LI7 溫溜

取 法 從陽谿與曲池的連線中心點往下1寸處即是。握拳後橈骨邊緣摸起來變硬的肌腱末端。

解剖 橈側伸腕長肌、橈側伸腕短肌、〈肌支〉橈神經、〈皮支〉前臂外側皮神經、[血管] 橈動脈

臨床 牙痛（尤指下排牙齒疼痛）、口內炎、臉頰腫脹、肛門疾患等

字 義 「溫」意為溫熱，「溜」則是累積、滴落之意。意指此經穴為溫暖匯集之所。

LI8 下廉

取 法 將陽谿與曲池的連線3等分後，距離曲池1/3處即是。位於橈側伸腕長、短肌之間。

解剖 橈側伸腕長肌、橈側伸腕短肌、〈肌支〉橈神經、〈皮支〉前臂外側皮神經、[血管] 橈動脈

臨床 橈神經痛或麻痺等

字 義 「下」意為下方，「廉」則是菱形的稜角之意。意指彎曲手肘時深處出現傾斜的骨稜，而此經穴位於其下方尺側上。

LI9 上廉

取 法 將陽谿與曲池的連線4等分後，距離曲池1/4處即是。

解剖 橈側伸腕長肌、橈側伸腕短肌、〈肌支〉橈神經、〈皮支〉前臂外側皮神經、[血管] 橈動脈

臨床 橈神經痛或麻痺等

字 義 「上」意為上方，「廉」則是稜角之意。意指此經穴位於骨稜上。

LI10 手三里

取 法 從曲池往下2寸處即是。位於橈側伸腕長、短肌之間。

解剖 橈側伸腕長肌、橈側伸腕短肌、〈肌支〉橈神經、〈皮支〉前臂外側皮神經、[血管] 橈動脈

臨床 化膿性疾患、麻痺、腦溢血、腦充血、腦貧血、慢性鼻竇炎等

字 義 「手」即是指手，「三」意為第三個、初陽（陽數之始），「里」則是住處、路程與宿處之意。意指此處為陽病初期症狀寄宿的經穴，用以治療陽病。

曲池・肘髎・手五里・臂臑・肩髃

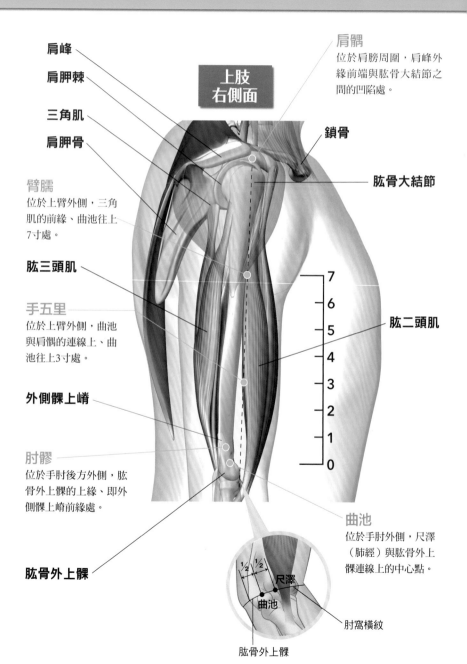

肩髃
位於肩膀周圍，肩峰外緣前端與肱骨大結節之間的凹陷處。

肩峰

肩胛棘

三角肌

肩胛骨

臂臑
位於上臂外側，三角肌的前緣、曲池往上7寸處。

肱三頭肌

手五里
位於上臂外側，曲池與肩髃的連線上、曲池往上3寸處。

外側髁上崎

肘髎
位於手肘後方外側，肱骨外上髁的上緣、即外側髁上崎前緣處。

肱骨外上髁

上肢
右側面

鎖骨

肱骨大結節

肱二頭肌

曲池
位於手肘外側，尺澤（肺經）與肱骨外上髁連線上的中心點。

尺澤

曲池

肘窩橫紋

肱骨外上髁

LI11 曲池

取　法　彎曲手肘，肘窩橫紋的外側，尺澤與肱骨外上髁的中心點即是。

解剖　橈側伸腕長肌、橈側伸腕短肌、〈肌支〉橈神經、〈皮支〉前臂後側皮神經、[血管] 橈側副動脈

臨床　皮膚病或化膿性疾患、眼科疾患、上肢神經痛或麻痺、半身不遂、牙痛、咽喉痛、月經不順、頭痛、肩膀痠痛等

字　義　「曲」意為彎曲，「池」則是累積之意。意指此經穴位於肘關節的彎曲部位，為經氣大量匯聚處。

LI12 肘髎

取　法　曲池的後上方，肱骨外側髁上嵴的前緣即是。

解剖　肱三頭肌、〈肌支〉橈神經、〈皮支〉前臂後側皮神經、[血管] 中側副動脈

臨床　上肢神經痛或麻痺、類風濕性關節炎等

字　義　「肘」意指肘關節，「髎」則是尾骶骨或骨角之意。意指此經穴位於肱骨下部後方外緣突起處。

LI13 手五里

取　法　曲池朝肩髃的方向往上3寸，肱三頭肌的外側邊緣即是。

解剖　肱三頭肌、〈肌支〉橈神經、〈皮支〉上臂外側下皮神經、[血管] 橈側副動脈

臨床　上肢神經痛或麻痺、類風濕性關節炎等

字　義　字義不明。

LI14 臂臑

取　法　曲池往上7寸處，三角肌前緣即是。

解剖　三角肌、〈肌支〉腋窩神經、〈皮支〉臂外側上皮神經、[血管] 橈側副動脈

臨床　上肢神經痛或麻痺、五十肩、頭痛等

字　義　「臂」意為前臂，「臑」則是指上臂，意指此經穴主要是用以治療上肢的疾患。

LI15 肩髃

取　法　將上臂往前抬起時，肩峰前後會出現2個凹陷，前面的凹陷處即是。

解剖　三角肌、〈肌支〉腋窩神經、〈皮支〉鎖骨上神經、[血管] 旋肱後動脈

臨床　肩關節炎、類風濕性關節炎、上肢神經痛或麻痺、半身不遂、皮膚病等

字　義　「肩」意為肩峰或肩關節，「髃」則是突起的角落、尖端之意。意指此經穴位於肩峰外側。

巨骨・天鼎・扶突・禾膠・迎香

禾膠
位於臉部，與人中溝的中心點等高，鼻孔外緣的下方。
【另一說法】從人中溝上方往下1/3，鼻孔外緣的下方。

[另一說法]禾膠　迎香
½　⅓
½　½
禾膠

人中溝　　鼻翼　鼻唇溝

迎香
位於臉部，鼻唇溝中，與鼻翼外緣的中心點等高。
【另一說法】位於鼻唇溝中，與鼻翼下緣等高。

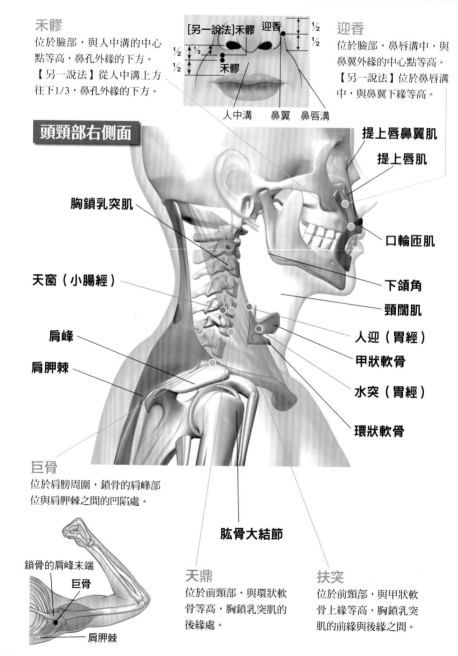

頭頸部右側面

提上唇鼻翼肌

提上唇肌

胸鎖乳突肌

口輪匝肌

天窗（小腸經）

下頜角

頸闊肌

人迎（胃經）

甲狀軟骨

肩峰

水突（胃經）

肩胛棘

環狀軟骨

巨骨
位於肩膀周圍，鎖骨的肩峰部位與肩胛棘之間的凹陷處。

鎖骨的肩峰末端
巨骨
肩胛棘

肱骨大結節

天鼎
位於前頸部，與環狀軟骨等高，胸鎖乳突肌的後緣處。

扶突
位於前頸部，與甲狀軟骨上緣等高，胸鎖乳突肌的前緣與後緣之間。

LI16 巨骨

取法 棘上窩的外側，鎖骨與肩胛棘之間，肩鎖關節後方內側凹陷處即是。

解剖 棘上肌、〈肌支〉肩胛上神經、〈皮支〉鎖骨上神經、[血管] 肩胛上動脈

臨床 上肢神經痛、類風濕性關節炎、肩膀痠痛、牙痛、小兒夜啼或抽搐等異常行為等

字義 位於胸廓上方的巨大骨頭之意，即是指鎖骨。意指此經穴位於鎖骨的邊緣。

LI17 天鼎

取法 扶突的下方，胸鎖乳突肌的後緣部位即是。與水突（胃經）等高。

解剖 胸鎖乳突肌、頸闊肌、〈肌支〉副神經、頸神經叢分支、顏面神經、〈皮支〉鎖骨上神經、[血管] 上行頸動脈與鎖骨下動脈分支

臨床 頸部與咽喉部位的異常、扁桃腺炎、牙痛、肩膀痠痛等

字義 「天」意為身體的上方、上半身（鎖骨以上），「鼎」則有三隻腳的銅器（容器）之意。意指此經穴位於三角形的中心處，如鼎般支撐著頭部，上身的元氣逐漸進入身體中。

LI18 扶突

取法 位於人迎（胃經）的外側，下頜角下方、胸鎖乳突肌中即是。與甲狀軟骨上緣等高，胸鎖乳突肌前緣處有人迎（胃經）、扶突位於中央、後緣處則為天窗（小腸經），三穴並排。

解剖 胸鎖乳突肌、頸闊肌、〈肌支〉副神經、頸神經叢分支、顏面神經、〈皮支〉頸橫神經、[血管] 總頸動脈

臨床 頸部與咽喉部位的異常、扁桃腺炎、牙痛、肩膀痠痛等

字義 「扶」意為旁邊，「突」則是指前頸部的突出部位（喉頭）。意指此經穴位於喉頭隆起處的旁邊。

LI19 禾髎

取法 鼻孔外側邊緣下方延伸線與人中溝中央橫線的交會點即是。

解剖 口輪匝肌、〈肌支〉顏面神經、〈皮支〉上頜神經（三叉神經第2條分支）分支（眶下神經）、[血管] 上唇動脈

臨床 鼻部疾患（鼻血、鼻炎、鼻塞、嗅覺退化）、三叉神經痛、牙痛、顏面神經麻痺等

字義 「禾」意為稻穗，在五行色體表的五穀中相當於肺與大腸，「髎」則是角落、凹處之意。意指此經穴位於鼻孔正下方，相當於大腸經的角落處。

LI20 迎香

取法 鼻翼外側邊緣的中心點（鼻子外側鼓起的最高處），鼻唇溝中即是。

解剖 提上唇鼻翼肌、提上唇肌、〈肌支〉顏面神經、〈皮支〉上頜神經（三叉神經第2條分支）分支（眶下神經）、[血管] 眼角動脈

臨床 鼻部疾患（鼻血、鼻炎、鼻塞、嗅覺退化）、三叉神經痛、牙痛、顏面神經麻痺等

字義 「迎」意為迎接、迎合，「香」則是氣味、香氣之意，即迎接香氣。意即迎接氣味的地方。另意指此經穴與嗅覺相關。

3　足陽明胃經

承接大腸經的脈氣，起於鼻翼外側（迎香穴），進入鼻根部位，行經睛明穴，沿鼻部外側下行，通過上齒槽中，循環於口唇，通過下頜的下方，抵達下頜角（大迎穴）後分為2條支脈。其中一支經過耳前，通往前額部，與足部的膽經交會。另一支則沿著總頸動脈往下行經前頸部後進入缺盆穴。自此經過胸部乳線上方再下行，穿過橫膈膜後歸屬於胃。後絡於脾，沿腹直肌經肚臍兩側下行，通過大腿前面外側，再沿小腿前面外側往下，終止於足部第2趾。從足三里穴附近分出，通往足第3趾外側端。

承泣・四白・巨髎・地倉・大迎 ➡P.62
頰車・下關・頭維・人迎・水突 ➡P.64
氣舍・缺盆・氣戶・庫房・屋翳 ➡P.66
膺窗・乳中・乳根・不容・承滿 ➡P.68
梁門・關門・太乙・滑肉門・天樞 ➡P.70
外陵・大巨・水道・歸來・氣衝 ➡P.72
髀關・伏兔・陰市・梁丘・犢鼻 ➡P.74
足三里・上巨虛・條口・下巨虛・豐隆 ➡P.76
解谿・衝陽・陷谷・內庭・厲兌 ➡P.78

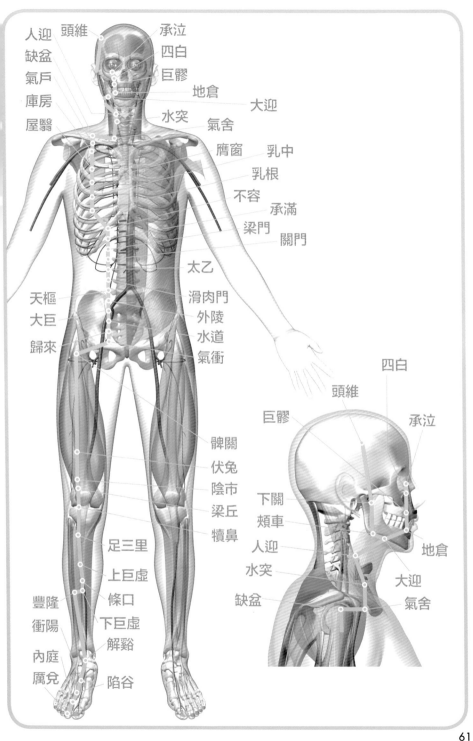

承泣・四白・巨髎・地倉・大迎

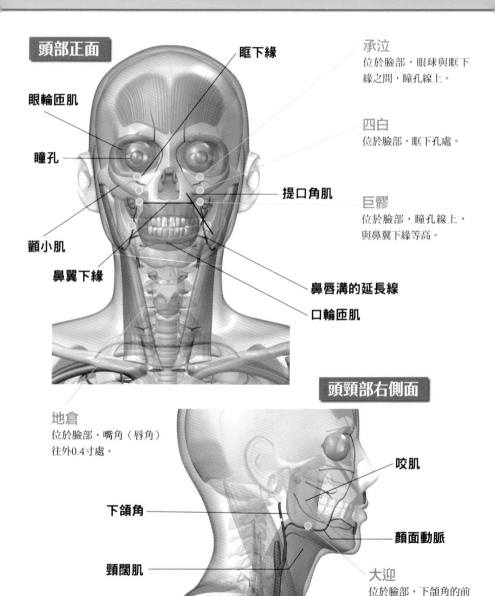

頭部正面

眶下緣

眼輪匝肌

瞳孔

顴小肌

鼻翼下緣

提口角肌

鼻唇溝的延長線

口輪匝肌

承泣
位於臉部，眼球與眶下緣之間，瞳孔線上。

四白
位於臉部，眶下孔處。

巨髎
位於臉部，瞳孔線上，與鼻翼下緣等高。

地倉
位於臉部，嘴角（唇角）往外0.4寸處。

頭頸部右側面

咬肌

下頜角

顏面動脈

頸闊肌

大迎
位於臉部，下頜角的前方，咬肌部位的前方凹陷處，顏面動脈上。

ST1 承泣

取 法 眼睛直視，通過瞳孔的垂直線與眶下緣交會之處即是。探摸此處會有條線狀物。

解剖 眼輪匝肌、〈肌支〉顏面神經、〈皮支〉上頜神經（三叉神經第2條分支）分支（眶下神經）、[血管] 眶下動脈

臨床 眼科疾患，尤指充血或發炎等

字 義 「承」意為承接，「泣」則是哭泣、眼淚之意。意指此經穴位於承接眼淚之處。

ST2 四白

取 法 眼睛直視，承泣的下方，骨頭凹陷處即是。眶下神經末端。

解剖 眼輪匝肌、〈肌支〉顏面神經、〈皮支〉上頜神經（三叉神經第2條分支）分支（眶下神經）、[血管] 眶下動脈

臨床 眼科疾患、慢性鼻竇炎、三叉神經痛等

字 義 「四」意為四方、周圍，「白」則是白色之意，指長出眼睫毛的白色部位。是和眼睛相關的經穴。

ST3 巨髎

取 法 眼睛直視，通過瞳孔的垂直線與鼻翼下緣延伸出的水平線之交會點即是。

解剖 提上唇肌、提口角肌、顴小肌、〈肌支〉顏面神經、〈皮支〉上頜神經（三叉神經第2條分支）分支（眶下神經）、[血管] 眶下動脈

臨床 上排牙齒疼痛、眼科疾患、慢性鼻竇炎等

字 義 「巨」意為大的、巨分（大致加以劃分），「髎」則是骨角之意。意指此經穴位於鼻唇溝角落的凹陷處。

ST4 地倉

取 法 嘴角往外0.4寸、鼻唇溝或是鼻唇溝延長線上即是。

解剖 口輪匝肌、頰肌、〈肌支〉顏面神經、〈皮支〉上頜神經（三叉神經第2條分支）分支（眶下神經）、[血管] 眶下動脈、上唇動脈

臨床 顏面神經麻痺、三叉神經痛、高血壓引起的語言障礙等

字 義 「地」指的是土地或地氣，「倉」則是倉庫之意；一般稱胃腑為大倉，是運入食物之所，故指嘴角附近的此經穴是位於胃的入口處。

ST5 大迎

取 法 手指從下頜角沿著下頜體前進會摸到一個骨頭凹窩，其顏面動脈跳動處即是。

解剖 頸闊肌、咬肌、〈肌支〉顏面神經、下頜神經、〈皮支〉下頜神經（三叉神經第3條分支）、[血管] 顏面動脈

臨床 下排牙齒疼痛、顏面神經痙攣或麻痺、咬肌痙攣、頸部淋巴腺炎等

字 義 「大」意為寶貴、重要，「迎」則是迎接、碰上、大迎骨（下頜骨）之意。意指此穴位於下頜角部位，下頜支與下頜體的邊緣交會之處，為胃經與大腸經交會的重要經穴。

頰車・下關・頭維・人迎・水突

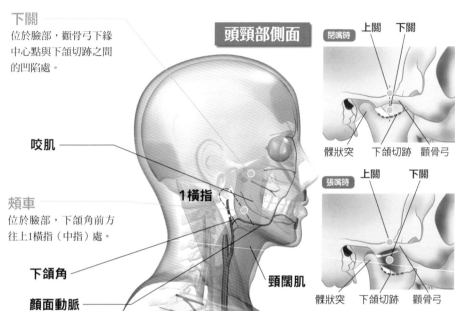

下關
位於臉部，顴骨弓下緣中心點與下頜切跡之間的凹陷處。

咬肌

頰車
位於臉部，下頜角前方往上1橫指（中指）處。

下頜角

顏面動脈

頭頸部側面

1橫指

頸闊肌

閉嘴時　上關　下關

髁狀突　下頜切跡　顴骨弓

張嘴時　上關　下關

髁狀突　下頜切跡　顴骨弓

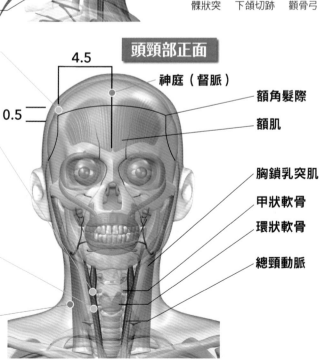

頭維
位於頭部，額角髮際垂直往上0.5寸，與前正中線往外4.5寸的交會點。

人迎
位於前頸部，與甲狀軟骨上緣等高，胸鎖乳突肌前緣的總頸動脈上。

水突
位於前頸部，與環狀軟骨等高，胸鎖乳突肌前緣處。

天鼎（大腸經）

頭頸部正面

4.5

0.5

神庭（督脈）

額角髮際

額肌

胸鎖乳突肌

甲狀軟骨

環狀軟骨

總頸動脈

ST6 頰車

取 法 下頜角前側上方，閉嘴時咬肌會緊繃、一放鬆就凹陷之處即是。

解剖 咬肌、〈肌支〉下頜神經、〈皮支〉耳大神經、[血管] 顏面動脈

臨床 下排牙齒疼痛、顏面神經痙攣或麻痺、咬肌痙攣、頸部淋巴腺炎等

字 義 「頰」是指臉頰，「車」是車子、牙床（頜關節部位）之意。意指此穴位於頜關節部位的邊緣處。

ST7 下關

取 法 顴骨弓中央稍微往後的下方，閉嘴時會出現很深的凹陷，張嘴時則因下頜骨髁狀突往前移動而使凹陷消失之處即是。

解剖 咬肌、外側翼突肌、〈肌支〉下頜神經、〈皮支〉下頜神經（耳顳神經）、[血管] 頜動脈

臨床 牙痛、耳痛、顏面神經麻痺、三叉神經痛、下頜脫臼等

字 義 「下」指的是下方，「關」則是關口、隔間之意。意指顴骨弓為一道關口，而此經穴位於其下方。

ST8 頭維

取 法 額角髮際往後0.5寸、神庭（督脈）往外4.5寸，咬東西就會動的地方即是。

解剖 額肌、〈肌支〉顏面神經、〈皮支〉眼神經（三叉神經第1條分支）分支（眶上神經）、耳顳神經、[血管] 淺顳動脈

臨床 偏頭痛、眼科疾患（結膜炎、視力不佳等）、腦充血等

字 義 「頭」是指頭部，「維」則是維繫、角落等意。意指此經穴位於髮際、頭部的角落。

ST9 人迎

取 法 甲狀軟骨上緣的外側，胸鎖乳突肌前緣、總頸動脈跳動之處即是。

解剖 頸闊肌、〈肌支〉顏面神經、〈皮支〉頸橫神經、[血管] 總頸動脈

臨床 呼吸器官疾患（哮喘、扁桃腺炎、支氣管炎等）、葛瑞夫茲氏病、高血壓等

字 義 「人」所指的是九候（診脈部位）中的人候，「迎」則是迎接之意。意指可用手指於此處感受到總頸動脈的跳動。

ST10 水突

取 法 從人迎往下、胸鎖乳突肌前緣，與環狀軟骨等高，感受得到深處總頸動脈跳動之處即是。

與隔著胸鎖乳突肌另一邊的天鼎（大腸經）等高。

解剖 頸闊肌、胸鎖乳突肌、〈肌支〉顏面神經、副神經、頸神經叢分支、〈皮支〉頸橫神經、[血管] 總頸動脈

臨床 哮喘、支氣管炎、咽喉炎等

字 義 「水」是指水分，「突」則是突出等意，指的是喉結（喉頭隆起＝甲狀軟骨）。意指此經穴位於喝水時喉嚨突起之處。

氣舍・缺盆・氣戶・庫房・屋翳

缺盆
位於前頸部的鎖骨上大
窩，前正中線往外4寸、
鎖骨上方的凹陷處。

庫房
位於前胸部的第1肋間，
前正中線往外4寸處。

屋翳
位於前胸部的第2肋間，
前正中線往外4寸處。

氣戶
位於前胸部的鎖骨下緣，
前正中線往外4寸處。

華蓋（任脈）

紫宮（任脈）

4　0

第1肋骨
第2肋骨

胸部正面

乳頭

氣舍
位於前頸部的鎖骨上小
窩，鎖骨胸骨末端的上
方，胸鎖乳突肌的胸骨
頭與鎖骨頭之間的凹陷
處。

鎖骨肌

鎖骨上小窩

氣舍

鎖骨

胸骨頭

第1肋骨

胸骨柄

肺

ST11 氣舍

取法 位於鎖骨內側端上方的凹陷上，胸鎖乳突肌的二頭之間即是。

解剖 頸闊肌、胸鎖乳突肌、〈肌支〉顏面神經、副神經、頸神經叢分支、〈皮支〉鎖骨上神經、[血管] 總頸動脈

臨床 咽喉或氣管的疾病、斜頸（脖子歪斜，頭部難以轉動的疾病）等

字義 「氣」意為元氣、能源，「舍」則是宿處、緩慢呼吸休息等意。意指此經穴位於能源寄宿之所。

ST12 缺盆

取法 前正中線往外4寸的乳頭線上（比鎖骨上大窩的中央更前面），鎖骨垂直往上的凹陷處即是。

解剖 頸闊肌、前斜角肌與中斜角肌、〈肌支〉顏面神經、頸神經前支、〈皮支〉鎖骨上神經、[血管] 鎖骨下動脈

臨床 呼吸器官疾患（支氣管炎、感冒等）、上肢神經痛或麻痺等

字義 「缺」意為欠缺、破損，「盆」則是邊框較淺的容器、凹處之意。意指此經穴位於如盆器般的凹陷處（鎖骨上大窩＝鎖骨頭外側明顯可見的大凹窩）。

ST13 氣戶

取法 鎖骨下緣與乳頭線的交會點即是。

解剖 胸大肌、鎖骨下肌、〈肌支〉內外側胸肌神經、鎖骨下肌神經、〈皮支〉鎖骨上神經、[血管] 腋窩動脈分支（胸肩峰動脈）

臨床 呼吸器官疾患（支氣管炎、感冒等）等

字義 「氣」意為元氣、能源，「戶」則是門扇之意。意指此穴位於元氣（上焦的宗氣）出入之所。

ST14 庫房

取法 第1肋間中，從華蓋（任脈）往外4寸、乳頭線上即是。

解剖 胸大肌、內外肋間肌、〈肌支〉內外側胸肌神經、〈皮支〉鎖骨上神經、[血管] 胸肩峰動脈、肋間動脈

臨床 呼吸器官疾患（支氣管炎、感冒等）等

字義 「庫」是指倉庫，「房」則是小房間之意。意指此經穴位於容納心臟與肺臟的空間裡。

ST15 屋翳

取法 第2肋間中，從紫宮（任脈）往外4寸、乳頭線上即是。

解剖 胸大肌、胸小肌、內外肋間肌、〈肌支〉內外側胸肌神經、〈皮支〉肋間神經（前皮支、外側皮支）、[血管] 胸肩峰動脈、肋間動脈

臨床 呼吸器官及心臟疾患、肋間神經痛等

字義 「屋」是指屋頂，「翳」則是遮蔽、覆蓋等意。意指此經穴位於遮蔽心臟與肺之處。

膺窗・乳中・乳根・不容・承滿

膺窗
位於前胸部的第3肋間，前正中線往外4寸處。

乳中
位於前胸部的乳頭中央。

乳根
位於前胸部的第5肋間，前正中線往外4寸處。

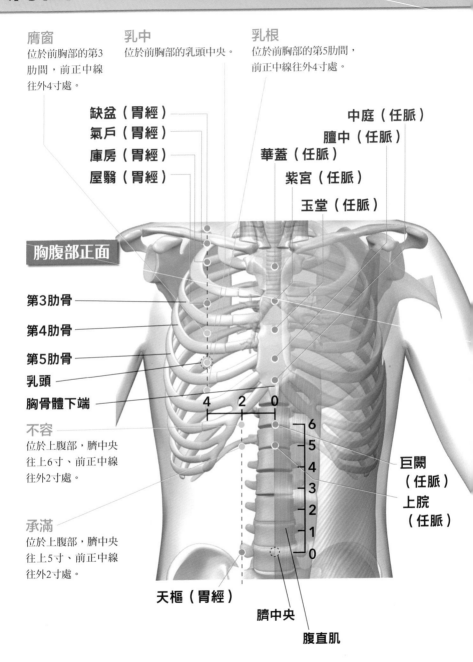

缺盆（胃經）
氣戶（胃經）
庫房（胃經）
屋翳（胃經）

中庭（任脈）
膻中（任脈）
華蓋（任脈）
紫宮（任脈）
玉堂（任脈）

胸腹部正面

第3肋骨
第4肋骨
第5肋骨
乳頭
胸骨體下端

巨闕（任脈）
上脘（任脈）

不容
位於上腹部，臍中央往上6寸、前正中線往外2寸處。

承滿
位於上腹部，臍中央往上5寸、前正中線往外2寸處。

天樞（胃經）

臍中央

腹直肌

ST16 膺窗

取法 第3肋間中，玉堂（任脈）往外4寸、乳頭線上即是。

解剖 胸大肌、胸小肌、內外肋間肌、〈肌支〉內外側胸肌神經、〈皮支〉肋間神經（前皮支、外側皮支）、[血管] 胸肩峰動脈、肋間動脈

臨床 呼吸器官及心臟疾患、肋間神經痛、乳腺炎等

字義 「膺」意為胸部，「窗」為內外相通之意。意指此經穴相當於通往胸部的窗戶。

ST17 乳中

取法 第4肋間中，膻中（任脈）往外4寸、乳頭線上的乳頭中央即是。

解剖 胸大肌、胸小肌、內外肋間肌、〈肌支〉內外側胸肌神經、〈皮支〉肋間神經（前皮支、外側皮支）、[血管] 胸肩峰動脈、肋間動脈

臨床 禁針、禁灸的穴道

※禁針・禁灸…禁止施針、施灸的穴位

字義 意指此經穴位於乳房的中央，也就是乳頭上。

ST18 乳根

取法 第5肋間中，前正中線往外4寸、乳頭線上即是。

解剖 胸大肌、腹外斜肌、〈肌支〉內外側胸肌神經、〈皮支〉肋間神經（前皮支、外側皮支）、[血管] 胸肩峰動脈、肋間動脈

臨床 乳腺炎、肋間神經痛等

字義 意指此經穴位於乳房根部處。

ST19 不容

取法 天樞（胃經）往上6寸、巨闕（任脈）往外2寸處，腹直肌中即是。

解剖 腹直肌、〈肌支〉肋間神經、〈皮支〉肋間神經（前皮支）、[血管] 上腹壁動脈

臨床 胃部疾患（胃痙攣、胃酸過多、胃張力缺乏、胃擴張、嘔吐等）、肋間神經痛、咳嗽、哮喘、打嗝等

字義 「不」的意思為起點、否定，「容」則是容器（這裡是指胃）之意。意指此經穴位於胃的起點，即賁門部位。

ST20 承滿

取法 天樞（胃經）往上5寸、上脘（任脈）往外2寸處，腹直肌中即是。

解剖 腹直肌、〈肌支〉肋間神經、〈皮支〉肋間神經（前皮支）、[血管] 上腹壁動脈

臨床 胃部疾患引起的疼痛（胃潰瘍）、腹痛、肋間神經痛等

字義 「承」意為承接，「滿」則是很多、充滿之意。意指此經穴能有效治療胃部疾患（胃脹等）或胸脇疼痛。

梁門・關門・太乙・滑肉門・天樞

梁門
位於上腹部，臍中央往上4寸、前正中線往外2寸處。

關門
位於上腹部，臍中央往上3寸、前正中線往外2寸處。

承滿（胃經）

上脘（任脈）

中脘（任脈）

胸腹部正面

4　2　0

胸骨體下端

8
7
6
5
4
3
2
1
0

建里（任脈）

下脘（任脈）

水分（任脈）

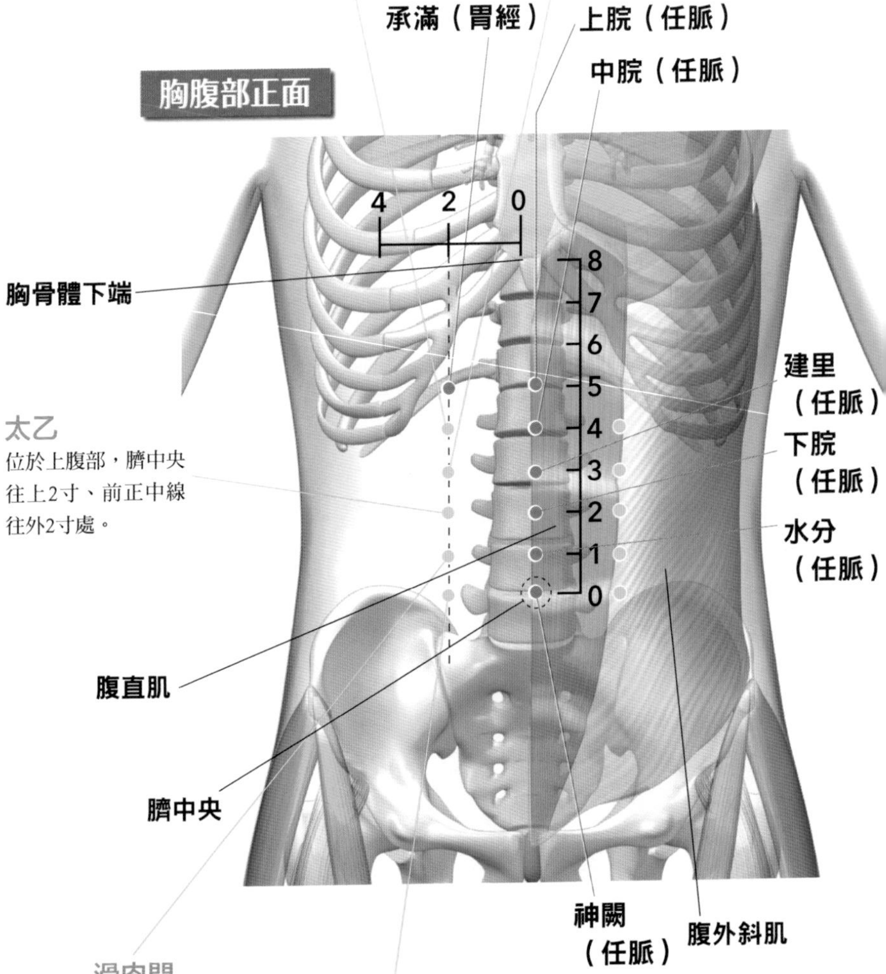

太乙
位於上腹部，臍中央往上2寸、前正中線往外2寸處。

腹直肌

臍中央

神闕（任脈）

腹外斜肌

滑肉門
位於上腹部，臍中央往上1寸、前正中線往外2寸處。

天樞
位於上腹部，臍中央往外2寸處。

ST21 梁門

取 法 天樞往上4寸、中脘（任脈）往外2寸處，腹直肌中即是。

解剖 腹直肌、〈肌支〉肋間神經、〈皮支〉肋間神經（前皮支）、[血管] 上腹壁動脈

臨床 胃部疾患（急性胃炎、胃痙攣、胃張力缺乏、胃擴張）、食慾不振等

字 義 「梁」意為橫樑（支撐屋頂的重要橫木），「門」是病邪出入口之意。意指此穴位於胃的上方處，為胃部疾患的反應點與治療點，是相當重要的經穴。

ST22 關門

取 法 天樞往上3寸、建里（任脈）往外2寸處，腹直肌中即是。

解剖 腹直肌、〈肌支〉肋間神經、〈皮支〉肋間神經（前皮支）、[血管] 上腹壁動脈

臨床 胃部疾患（急性胃炎、胃痙攣、胃張力缺乏、胃擴張）、食慾不振等

字 義 「關」意為門門、關口，「門」則是病邪出入的門戶之意。和梁門一樣是胃的重要經穴。

ST23 太乙

取 法 天樞往上2寸、下脘（任脈）往外2寸處，腹直肌中即是。

解剖 腹直肌、〈肌支〉肋間神經、〈皮支〉肋間神經（前皮支）、[血管] 上腹壁動脈

臨床 腸胃疾患、腳氣病、遺尿症、癲癇等

字 義 「太」意為重要，「乙」則是停留、結束之意。意指此穴位於胃的下方處，為胃部疾患的反應點與治療點，是很重要的經穴。

ST24 滑肉門

取 法 天樞往上1寸、水分（任脈）往外2寸處，腹直肌中即是。

解剖 腹直肌、〈肌支〉肋間神經、〈皮支〉肋間神經（前皮支）、[血管] 上腹壁動脈

臨床 腸胃疾患（嘔吐、胃出血、胃痙攣、下腹疼痛、消化不良、脫肛等）、腎臟或脾臟的疾患、精神疾患等

字 義 「滑」意為滑動，「肉」是指肌肉、位於腹直肌上的經穴，「門」則是角落、出入口之意。意指此穴為腎臟或是脾臟疾患的反應點與治療點，是相當重要的經穴。

ST25 天樞

取 法 神闕（任脈）往外2寸處，腹直肌中即是。

解剖 腹直肌、〈肌支〉肋間神經、〈皮支〉肋間神經（前皮支）、[血管] 淺腹壁動脈、上腹壁動脈、下腹壁動脈

臨床 消化器官疾患（腹瀉、便祕）、泌尿器官疾患（腎炎、膀胱炎）、生殖器官疾患（月經不順、子宮內膜炎、子宮出血、精力衰退等）、畏寒怕冷等

字 義 「天」是指人體劃分為上（天）下（地）兩半時的上半身，「樞」則是中樞、重要地方之意。意指此經穴位於劃分天之氣與地之氣的重要場所。

外陵・大巨・水道・歸來・氣衝

水道
位於下腹部，臍中央往下3寸、前正中線往外2寸處。

外陵
位於下腹部，臍中央往下1寸、前正中線往外2寸處。

大巨
位於下腹部，臍中央往下2寸、前正中線往外2寸處。

腹直肌

天樞（胃經）

臍中央

下腹部正面

歸來
位於下腹部，臍中央往下4寸、前正中線外2寸處。

氣衝
位於鼠蹊部，與恥骨聯合上緣等高，前正中線往外2寸、股動脈跳動處。

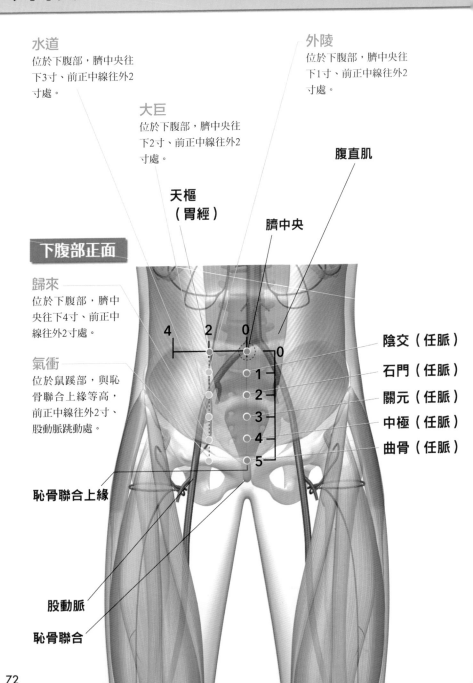

陰交（任脈）

石門（任脈）

關元（任脈）

中極（任脈）

曲骨（任脈）

恥骨聯合上緣

股動脈

恥骨聯合

ST26 外陵

取法 天樞往下1寸、陰交（任脈）往外2寸處，腹直肌中即是。

解剖 腹直肌、〈肌支〉肋間神經、〈皮支〉肋間神經（前皮支）、[血管] 淺腹壁動脈、下腹壁動脈

臨床 腸痙攣、胃下垂、經痛、副精巢炎等

字義 「外」意為外側，「陵」則是大山丘之意。意指此經穴位於腹直肌肌腹顯現處的外側。

ST27 大巨

取法 天樞往下2寸、石門（任脈）往外2寸處，腹直肌中即是。

解剖 腹直肌、〈肌支〉肋間神經、〈皮支〉肋間神經（前皮支）、[血管] 淺腹壁動脈、下腹壁動脈

臨床 腸痙攣、胃下垂、經痛、副精巢炎等

字義 「大」意為重要、關鍵，「巨」是大型物之意。意指此經穴極為重要。

ST28 水道

取法 天樞往下3寸、關元（任脈）往外2寸處，腹直肌中即是。

解剖 腹直肌、〈肌支〉肋間神經、〈皮支〉肋間神經（前皮支）、[血管] 淺腹壁動脈、下腹壁動脈

臨床 泌尿器官疾患（腎盂炎、膀胱炎、尿滯留、膀胱麻痺、尿道炎等）、婦科疾患（子宮位置異常、下腹疼痛、子宮內膜炎等）等

字義 水流通之道的意思。意指此經穴是用來治療與腎臟或膀胱相關的泌尿器官疾患。

ST29 歸來

取法 天樞往下4寸、中極（任脈）往外2寸處，腹直肌中即是。

解剖 腹直肌、〈肌支〉肋間神經、〈皮支〉髂下腹神經（前皮支）、[血管] 淺腹壁動脈、下腹壁動脈

臨床 泌尿器官與生殖器官疾患（膀胱炎、尿道炎、卵巢炎、子宮內膜炎、子宮肌瘤、月經不順、陰道炎等）等

字義 歸來的意思。意指此經穴位於胃經的分支再次與主經匯流之處。

ST30 氣衝

取法 天樞往下5寸、曲骨（任脈）往外2寸處。

解剖 恥骨肌、〈肌支〉股神經、閉孔神經、〈皮支〉腰神經叢分支（生殖股神經的大腿分支）、[血管] 淺腹壁動脈、下腹壁動脈

臨床 泌尿器官與生殖器官的發炎性疾患等

字義 「氣」意為能源，「衝」則是指摸得到脈搏的地方。意指此經穴位於衝脈的起點、氣血大量匯聚的動脈跳動處。

髀關・伏兔・陰市・梁丘・犢鼻

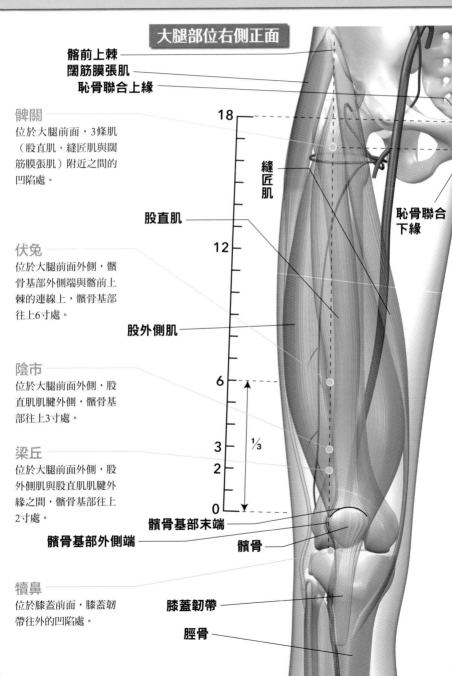

大腿部位右側正面

髂前上棘
闊筋膜張肌
恥骨聯合上緣

髀關
位於大腿前面，3條肌
（股直肌、縫匠肌與闊
筋膜張肌）附近之間的
凹陷處。

伏兔
位於大腿前面外側，髕
骨基部外側端與髂前上
棘的連線上，髕骨基部
往上6寸處。

陰市
位於大腿前面外側，股
直肌肌腱外側，髕骨基
部往上3寸處。

梁丘
位於大腿前面外側，股
外側肌與股直肌肌腱外
緣之間，髕骨基部往上
2寸處。

犢鼻
位於膝蓋前面，膝蓋韌
帶往外的凹陷處。

縫匠肌
恥骨聯合
下緣
股直肌
股外側肌
18
12
6
3
2
0
⅓
髕骨基部末端
髕骨基部外側端
髕骨
膝蓋韌帶
脛骨

ST31 髀關

取法 髂前上棘與髕骨基部外側端的連線上，與恥骨聯合下緣的水平線交會處即是。

解剖 股直肌、闊筋膜張肌、〈肌支〉股神經、臀上神經、〈皮支〉股外側皮神經、[血管] 旋股外側動脈

臨床 腰痛、股外側皮神經痛、髖關節炎、中風、下肢麻痺等

字義 「髀」意為大腿、大腿骨頭，「關」則是關節之意。意指此經穴位於大腿關節部位（髖關節）上。

ST32 伏兔

取法 將髕骨基部外側端與髀關的連線3等分，距離髕骨基部外側端約1/3（往上6寸）處、股直肌的外緣即是。

解剖 股直肌、股外側肌、〈肌支〉股神經、〈皮支〉股外側皮神經、股神經（前皮支）、[血管] 旋股外側動脈

臨床 腳氣病、下肢神經痛或麻痺等

字義 「伏」意為伏臥、隱藏，「兔」則是兔子之意。意指此經穴位於端坐時股四頭肌鼓起而呈兔子趴伏形狀的隆起部位上。

ST33 陰市

取法 髕骨基部外側端往上3寸、股直肌肌腱的外緣處即是。

解剖 股直肌、股外側肌、〈肌支〉股神經、〈皮支〉股外側皮神經、股神經（前皮支）、[血管] 旋股外側動脈

臨床 虛寒（下腹部、腰部、下肢）、膝痛、下腹疼痛等

字義 「陰」意為陰暗處、陰經，「市」則是市場之意。意指此經穴位於陰氣匯集之所。

ST34 梁丘

取法 髕骨基部外側端往上2寸、股外側肌與股直肌之間即是。

解剖 股直肌、股外側肌、〈肌支〉股神經、〈皮支〉股外側皮神經、股神經（前皮支）、旋股外側動脈

臨床 胃痙攣與腹痛等急性胃部疾患、腹瀉、膝關節炎或類風濕性關節炎、腰痛、坐骨神經痛等

字義 「梁」意為橫梁、重要，「丘」則是指往上鼓起而變得略高之處。意指此部位隆起，在胃經中是很重要的經穴。

ST35 犢鼻

取法 輕微彎曲膝蓋，髕骨外側下方所形成的凹陷處即是。

解剖 膝蓋韌帶、〈皮支〉股神經（前皮支）、腓腸外側皮神經、隱神經分支（膝蓋下支）、[血管] 膝下外動脈

臨床 膝關節炎或類風濕性關節炎、水腫、腳氣病等

字義 「犢」意為小牛、凹窩，「鼻」則是鼻子之意；將膝蓋比擬為臉部時，若膝蓋韌帶視為鼻子，其兩側的凹處看起來就像眼睛。意指此經穴位於鼻尖處。

足三里・上巨虛・條口・下巨虛・豐隆

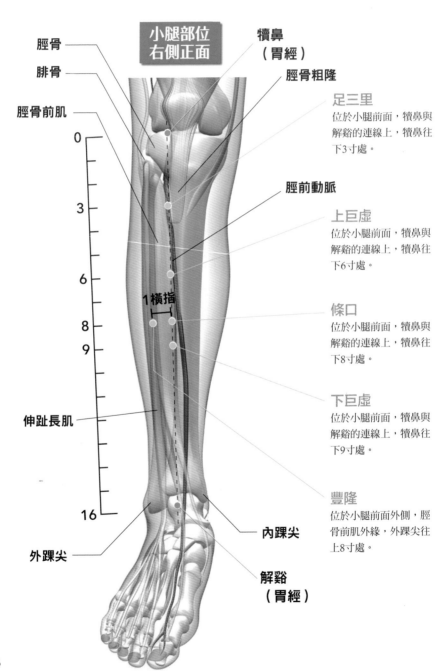

小腿部位
右側正面

犢鼻
（胃經）

脛骨

腓骨

脛骨前肌

脛骨粗隆

足三里
位於小腿前面，犢鼻與
解谿的連線上，犢鼻往
下3寸處。

脛前動脈

上巨虛
位於小腿前面，犢鼻與
解谿的連線上，犢鼻往
下6寸處。

1橫指

條口
位於小腿前面，犢鼻與
解谿的連線上，犢鼻往
下8寸處。

下巨虛
位於小腿前面，犢鼻與
解谿的連線上，犢鼻往
下9寸處。

伸趾長肌

豐隆
位於小腿前面外側，脛
骨前肌外緣，外踝尖往
上8寸處。

內踝尖

外踝尖

解谿
（胃經）

0

3

6

8
9

16

ST36 足三里

取法 犢鼻（胃經）往下3寸、腓骨頭正下方與脛骨粗隆下端的中間點，脛骨前肌中即是。

解剖 脛骨前肌、〈肌支〉腓深神經、〈皮支〉腓腸外側皮神經、[血管] 脛前動脈

臨床 胃部疾患（胃痙攣、胃炎、胃張力缺乏、胃下垂等）、消化器官疾患、下肢神經痛或麻痺（坐骨神經痛、腓神經痛、腓神經麻痺等）、類風濕性關節炎等

字義 「三」的意思為第三個、交會，以及陽數之始，「里」為路程、宿處之意。意指此穴為陽病初期症狀在腳上寄宿的經穴，用以治療陽病。

ST37 上巨虛

取法 足三里往下3寸處即是。

解剖 脛骨前肌、〈肌支〉腓深神經、〈皮支〉腓腸外側皮神經、[血管] 脛前動脈

臨床 大腸疾患（大腸炎、便祕等）、腓神經痛、腳氣病等

字義 「上」指的是上面，「巨」為隔間、重要，「虛」則帶有凹陷、衰弱之意。意指此經穴位於小腿部位、脛骨與腓骨之間的大縫隙上方。

ST38 條口

取法 足三里往下5寸、犢鼻與解谿的中心點，脛骨前肌中即是。

解剖 脛骨前肌、〈肌支〉腓深神經、〈皮支〉腓腸外側皮神經、[血管] 脛前動脈

臨床 腳氣病、腓神經麻痺、腸胃虛弱等

字義 「條」意為分歧、路徑，「口」則是出入口之意。意指此經穴位於經絡分支出入之所。

ST39 下巨虛

取法 足三里往下6寸、脛骨前肌中即是。

解剖 脛骨前肌、〈肌支〉腓深神經、〈皮支〉腓腸外側皮神經、[血管] 脛前動脈

臨床 小腸疾患（消化不良等）、腳氣病、下肢麻痺、乳房疾患等

字義 意指此經穴位於小腿部位、脛骨與腓骨之間的大縫隙下方。

ST40 豐隆

取法 條口往外1橫指（中指），脛骨前肌的外緣處即是。

解剖 脛骨前肌、伸趾長肌、〈肌支〉腓深神經、〈皮支〉腓腸外側皮神經、[血管] 脛前動脈

臨床 便祕、肝病等消化器官疾患；頭痛、癲癇、神經衰弱或歇斯底里症等機能性疾患、下肢神經痛或麻痺、痙攣等

字義 「豐」意為大的、豐富，「隆」則有旺盛、鼓起之意。意指此經穴位於小腿前面隆起的最高處。

解谿・衝陽・陷谷・內庭・厲兌

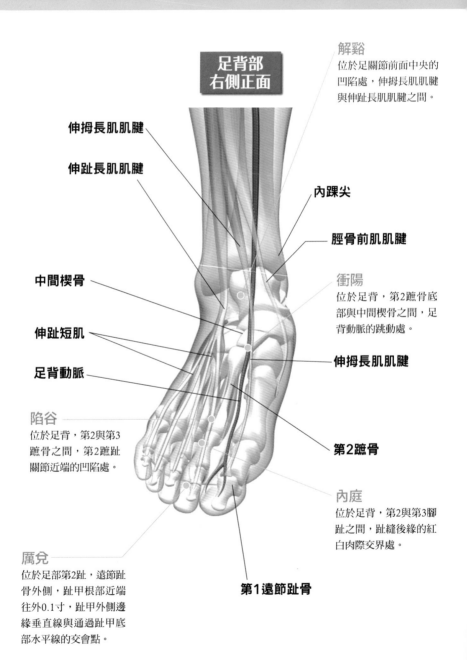

足背部
右側正面

解谿
位於足關節前面中央的凹陷處，伸拇長肌肌腱與伸趾長肌肌腱之間。

伸拇長肌肌腱

伸趾長肌肌腱

內踝尖

脛骨前肌肌腱

衝陽
位於足背，第2蹠骨底部與中間楔骨之間，足背動脈的跳動處。

中間楔骨

伸拇長肌肌腱

伸趾短肌

足背動脈

第2蹠骨

陷谷
位於足背，第2與第3蹠骨之間，第2蹠趾關節近端的凹陷處。

內庭
位於足背，第2與第3腳趾之間，趾縫後緣的紅白肉際交界處。

厲兌
位於足部第2趾，遠節趾骨外側，趾甲根部近端往外0.1寸，趾甲外側邊緣垂直線與通過趾甲底部水平線的交會點。

第1遠節趾骨

78

ST41 解谿

取 法 將足關節往背側彎曲便會出現3條肌腱（由內往外分別為脛骨前肌、伸拇長肌與伸趾長肌）。伸拇長肌與伸趾長肌的肌腱之間即是。

解剖 伸拇長肌（肌腱）、伸趾長肌（肌腱）、〈肌支〉腓深神經、〈皮支〉腓淺神經的皮支（足背內側皮神經）、[血管] 脛前動脈

臨床 足關節炎或類風濕性關節炎、扭傷、腰痛、腹脹、便祕、頭痛、眼睛或臉部充血或發紅等

字 義 「解」意為解開、分開，「谿」則是山谷、谷川之意。意指此經穴位於小腿與足部交界（足關節部位），如谷間般的凹陷處。

ST42 衝陽

取 法 第2蹠骨底部與中間楔骨之間，足背動脈跳動處即是。

解剖 伸趾長肌（肌腱）、伸拇短肌（肌腱）、〈肌支〉腓深神經、〈皮支〉腓淺神經的皮支（足背內側皮神經）、[血管] 足背動脈

臨床 嘔吐、食慾不振、腹脹、足關節炎或類風濕性關節炎、扭傷、牙齒疾患等

字 義 「衝」意為摸得到、跳動處、活動，「陽」則是指陽明胃經。意指此經穴位於足背可以感受到脈搏之處。

ST43 陷谷

取 法 第2蹠趾關節後面外側的凹陷處即是。

解剖 伸趾長肌（肌腱）、伸趾短肌（肌腱）、〈肌支〉腓深神經、〈皮支〉腓淺神經的皮支（足背內側皮神經）、[血管] 第2蹠背動脈

臨床 足背水腫、足底痛等

字 義 「陷」意為凹陷，「谷」則是山谷、山坳之意。意指此經穴位於蹠骨間的凹陷處。

ST44 內庭

取 法 第2與第3蹠趾關節間的凹陷處即是。

解剖 伸趾短肌（肌腱）、第2背側骨間肌（肌腱）、〈肌支〉腓深神經、外蹠神經、〈皮支〉腓淺神經的皮支（足背內側皮神經）、[血管] 趾背動脈

臨床 食物中毒、上排牙齒疼痛、手腳冰冷等

字 義 「內」意為內側，「庭」則是庭院、空地等寬廣場所之意。意指此經穴位於相當於足中庭的第2與第3腳趾內側（之間），張開腳趾即呈現如庭院一般寬廣之所。

ST45 厲兌

取 法 足部第2趾趾甲根部延伸線與其外側端延伸線的交會點即是。

解剖 〈皮支〉腓淺神經的皮支（足背內側皮神經）、[血管] 趾背動脈

臨床 扁桃腺炎、精神官能症等

字 義 「厲」意為激烈、猛烈，「兌」則是小孔、水澤之意。指的是水匯集之地，意指此經穴位於足陽明胃經的末端。

4 足太陰脾經

承接胃經的脈氣，起於腳拇趾內側端（隱白穴），沿足內側上行，再沿脛骨內側而上，行經大腿內側，進入腹部，與中極穴、關元穴及下脘穴交會，下行至中脘穴，歸屬於脾。進一步絡於胃，後穿過橫膈膜進入胸中，抵達心臟。另一支則穿過橫膈膜後上行至咽喉，抵達舌頭。

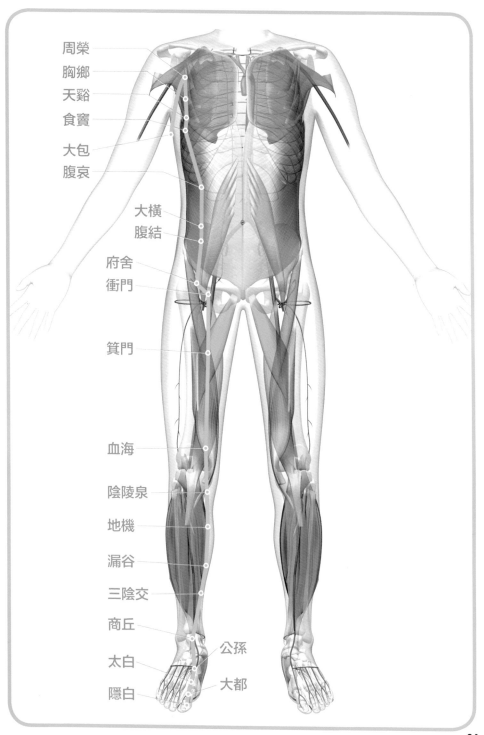

周榮
胸鄉
天谿
食竇
大包
腹哀
大橫
腹結
府舍
衝門
箕門
血海
陰陵泉
地機
漏谷
三陰交
商丘
太白
隱白
公孫
大都

隱白・大都・太白・公孫・商丘

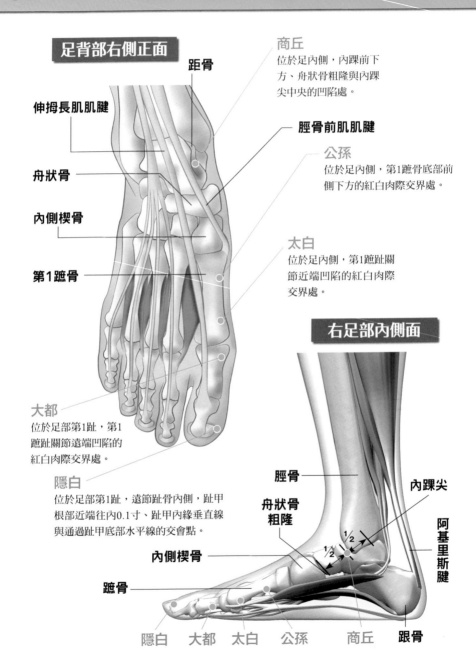

足背部右側正面

距骨

伸拇長肌肌腱

舟狀骨

內側楔骨

第1蹠骨

商丘
位於足內側，內踝前下方、舟狀骨粗隆與內踝尖中央的凹陷處。

脛骨前肌肌腱

公孫
位於足內側，第1蹠骨底部前側下方的紅白肉際交界處。

太白
位於足內側，第1蹠趾關節近端凹陷的紅白肉際交界處。

右足部內側面

脛骨

舟狀骨粗隆

內踝尖

阿基里斯腱

內側楔骨

蹠骨

大都
位於足部第1趾，第1蹠趾關節遠端凹陷的紅白肉際交界處。

隱白
位於足部第1趾，遠節趾骨內側，趾甲根部近端往內0.1寸、趾甲內緣垂直線與通過趾甲底部水平線的交會點。

隱白　大都　太白　公孫　商丘　跟骨

82

SP1 隱白

取　法 足部第1趾趾甲根部延伸線與趾甲內緣垂直線的交會點即是。

解剖 〈皮支〉腓淺神經的皮支（足背內側皮神經）、[血管] 趾背動脈

臨床 急性腸炎、月經過多、小兒慢性痙攣狀態等

字　義 「隱」意為隱藏（足內側），「白」則是白色、白肉（足底皮膚顏色）之意。意指此經穴位於足內側白肉邊緣處。

SP2 大都

取　法 觸摸第1蹠趾關節內側時，前方摸得到的凹陷中，足底與足背的交界處即是。

解剖 〈皮支〉腓淺神經的皮支（足背內側皮神經）、[血管] 足底內側動脈

臨床 腹脹、嘔吐、胃痙攣、手腳冰冷等

字　義 「大」意為重要、關鍵，「都」則是都市、人大量匯集的地方之意。意指此穴為豐富脈氣流通的重要經穴。

SP3 太白

取　法 沿第1蹠骨內緣逐步摸往趾尖方向，手指停頓的部位，足底與足背的交界處即是。

解剖 外展拇肌（肌腱）、〈肌支〉足底內側神經、〈皮支〉腓淺神經的皮支（足背內側皮神經）、[血管] 足底內側動脈的淺支

臨床 腹痛、嘔吐、便祕與消化不良等消化器官疾患；神經衰弱、歇斯底里症、失眠症、腳拇趾麻痺等

字　義 「太」意為重要、關鍵，「白」在五行色體表的五色中歸屬於肺。意指此穴位於脾經，是肺部疾患出現反應的重要經穴。

SP4 公孫

取　法 從太白沿第1蹠骨內緣逐步摸往後方，手指停頓的部位，足底與足背處即是。

解剖 外展拇肌（肌腱）、屈拇短肌、〈肌支〉足底內側神經、〈皮支〉隱神經、[血管] 足底內側動脈

臨床 胃痛、嘔吐、食慾不振、腸出血、消化不良、脫肛、頭痛、足底痛、腳拇趾麻痺等

字　義 「公」意為公家，「孫」則帶有延續、遵從之意。接續脾之大絡（大包穴），相當於脾的絡穴，是非常重要的經穴。

SP5 商丘

取　法 通過內踝前緣的垂直線與通過內踝下緣的水平線交會之處即是。

解剖 〈皮支〉隱神經、[血管] 內踝前動脈

臨床 足關節炎或類風濕性關節炎、扭傷、心臟病、胃張力缺乏、胃下垂、婦人病等

字　義 「商」意為往下，在五行色體表的五音中相當於肺，「丘」則是山丘、隆起處之意，指的是內踝，意指此經穴位於內踝下之處。此外，也意味著此經穴位於脾經且與肺相關。

三陰交・漏谷・地機・陰陵泉・血海

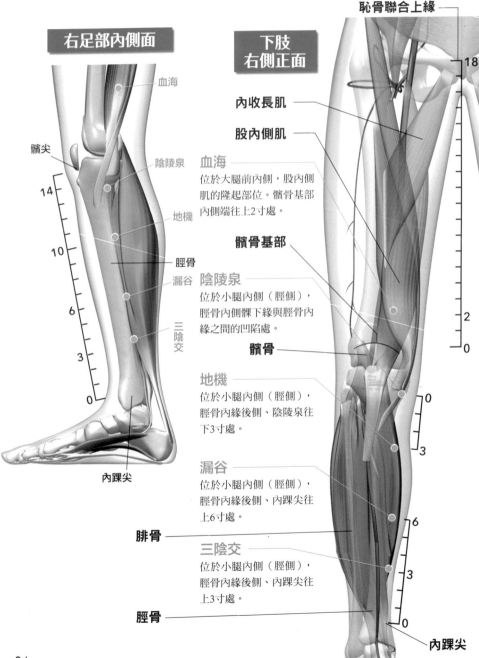

右足部內側面

下肢
右側正面

恥骨聯合上緣

18

內收長肌

股內側肌

血海
位於大腿前內側，股內側
肌的隆起部位。髕骨基部
內側端往上2寸處。

髕尖

髕骨基部

血海

陰陵泉

地機

脛骨

漏谷

三陰交

14

10

6

3

0

陰陵泉
位於小腿內側（脛側），
脛骨內側髁下緣與脛骨內
緣之間的凹陷處。

髕骨

2

0

地機
位於小腿內側（脛側），
脛骨內緣後側、陰陵泉往
下3寸處。

0

3

漏谷
位於小腿內側（脛側），
脛骨內緣後側、內踝尖往
上6寸處。

腓骨

6

三陰交
位於小腿內側（脛側），
脛骨內緣後側、內踝尖往
上3寸處。

3

脛骨

0

內踝尖

內踝尖

SP6 三陰交

取 法 內踝尖往上3寸、脛骨內緣與脛骨後肌之間即是。

解剖 脛骨後肌、屈趾長肌、〈肌支〉脛神經、〈皮支〉隱神經、[血管] 脛後動脈

臨床 婦人病（月經不順、月經困難症、子宮內膜炎、更年期症候群等）、泌尿器官疾患（腎炎、膀胱炎、尿道炎、夜尿症）、腸胃疾患（慢性胃炎、食慾不振、消化不良、腹脹、腸躁症、腸雷鳴、腹瀉）、下肢冰冷、腳氣病等

字 義 意指此經穴位於3條陰經（太陰脾經、少陰腎經與厥陰肝經）交會處。

SP7 漏谷

取 法 內踝尖與陰陵泉的連線上接近中心處，脛骨內緣與比目魚肌之間即是。

解剖 脛骨後肌、屈趾長肌、〈肌支〉脛神經、〈皮支〉隱神經、[血管] 脛後動脈

臨床 腸雷鳴、腹脹、消化不良、歇斯底里症等

字 義 「漏」意為洞孔、縫隙，「谷」則是凹陷之意，意指此經穴位於骨肉之間，有經脈的脈氣如溪流般於骨肉縫隙間流淌。

SP8 地機

取 法 將內踝尖與髕尖的連線3等分，距離內踝尖2/3的高度即是。

解剖 比目魚肌、腓腸肌、〈肌支〉脛神經、〈皮支〉隱神經、[血管] 脛後動脈

臨床 糖尿病、急性胃炎、消化不良、腳氣病、股神經痛、下肢麻痺、小腿水腫、膝關節炎、類風濕性關節炎等

字 義 「地」指的是土地，在五行中歸屬於脾，「機」則是重要、道具、主要的地方等意。意指此穴是與脾相關的重要經穴。

SP9 陰陵泉

取 法 用手指頭沿脛骨內緣往上撫摸，手指停頓之處即是。

解剖 腓腸肌、半腱肌（肌腱）、〈肌支〉脛神經、〈皮支〉隱神經、[血管] 膝下內動脈、膝降動脈（隱支）

臨床 腸胃炎、腹部冰冷等消化器官疾患、婦人病（更年期症候群）、高血壓、膝關節炎、類風濕性關節炎、腳氣病、遺尿症、尿滯留等

字 義 「陰」意為內側，「陵」是指如山丘般隆起之所，「泉」則為泉水、湧水處之意。意指此經穴位於膝關節下方內側部位、隆起經脈的脈氣湧出之處。

SP10 血海

取 法 髕骨基部內側端往上2寸、股內側肌的隆起部位即是。

解剖 股內側肌、〈肌支〉股神經、〈皮支〉股神經（前皮支）、[血管] 膝降動脈

臨床 婦人病（子宮出血、子宮內膜炎、月經不順等）、膝關節炎、類風濕性關節炎等

字 義 「血」意為血液、血管，「海」則是廣大、大量匯集地之意。意指此經穴位於血液大量匯集之處。

箕門・衝門・府舍・腹結・大橫

大橫
位於上腹部，臍中央往
外4寸處。

腹結
位於下腹部，臍中央往
下1.3寸、前正中線往
外4寸處。

府舍
位於下腹部，臍中央往
下4.3寸、前正中線往
外4寸處。

衝門
位於鼠蹊部的腹股溝，
股動脈跳動處的外側。

箕門
位於大腿內側，髖骨基
部內側端與衝門的連線
上，距離衝門1/3處，
縫匠肌與內收長肌的中
間，股動脈跳動處。

腹外斜肌與腹內斜肌

臍中央

腹部與大腿
部位右側正面

髂腰肌

恥骨聯合上緣

外髂動脈

縫匠肌

股動脈

內收長肌

股內側肌

髖骨基部

髖骨基部內側端　髖骨

神闕
（任脈）

陰交
（任脈）

中極
（任脈）

曲骨
（任脈）

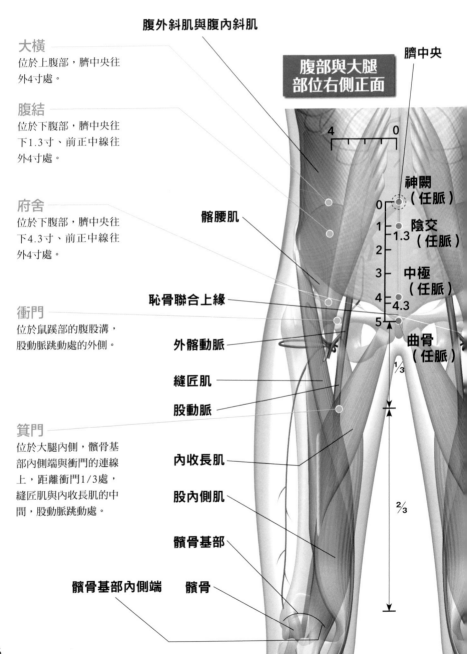

SP11 箕門

取法 將髖骨基部內側端與衝門的連線3等分，距離衝門1/3處的點，接近大腿中央部位，股動脈跳動處即是。

解剖 縫匠肌、內收長肌、〈肌支〉股神經、閉孔神經、〈皮支〉股神經（前皮支）、[血管] 股動脈

臨床 股神經痛、生殖器官疾患等

字義 「箕」是表示用來去除穀物外殼或糠皮的農具，即簸箕，「門」則是氣血或邪氣出入的門戶之意。意指此經穴可讓混在經脈中的不順脈氣分流。

SP12 衝門

取法 曲骨（任脈）外側、府舍內側下方，鼠蹊部的股動脈跳動處外側即是。

解剖 髂腰肌、〈肌支〉股神經、〈皮支〉髂下腹神經、髂腹股溝神經、生殖股神經、[血管] 股動脈

臨床 股神經痛、精索神經痛、陰囊疝氣、胃痙攣、子宮痙攣、子宮位置異常所引起的疼痛、精巢炎等

字義 「衝」意為往上頂、跳動處，「門」則是入口之意。意指此經穴位於動脈跳動處，相當於體內能源往腹部流動注入的門戶（出入口）上。

SP13 府舍

取法 中極（任脈）往外4寸、稍微偏下處即是。
※脾經從府舍到腹哀為止的經穴都在前正中線往外4寸處上。

解剖 腹外斜肌、腹內斜肌、〈肌支〉肋間神經、髂下腹神經、髂腹股溝神經、〈皮支〉髂下腹神經、[血管] 淺腹壁動脈

臨床 便祕、腸痙攣等

字義 「府」意為人或物匯集之所，「舍」則是住宿之意。意指脾經脈氣匯集於此，是與腸、脾臟、胃等相關的經穴。

SP14 腹結

取法 陰交（任脈）往外4寸、稍微偏下處即是。

解剖 腹外斜肌、腹內斜肌、〈肌支〉肋間神經、髂下腹神經、髂腹股溝神經、〈皮支〉髂下腹神經、[血管] 淺腹壁動脈、下腹壁動脈

臨床 腸部疾患（便祕、腹瀉、側腹痛）、黃疸、髂下腹神經痛等

字義 「腹」意為腹部，「結」則是疙瘩、結塊之意。意指此經穴是用於治療腹部有結塊的腸部疾患。

SP15 大橫

取法 神闕（任脈）往外4寸處即是。

解剖 腹外斜肌、腹內斜肌、〈肌支〉肋間神經、髂下腹神經、髂腹股溝神經、〈皮支〉髂下腹神經、[血管] 淺腹壁動脈、下腹壁動脈

臨床 便祕、腹瀉、感冒等

字義 「大」意為重要、關鍵，「橫」則是肚臍旁邊之意。意指此穴是位於肚臍旁的重要經穴。

腹哀·食竇·天谿·胸鄉·周榮·大包

天谿
位於前胸部，第4肋間，前正中線往外6寸處。

胸鄉
位於前胸部，第3肋間，前正中線往外6寸處。

周榮
位於前胸部，第2肋間，前正中線往外6寸處。

前正中線

胸小肌

喙突

胸部正面

6　　4　　2　　0

紫宮（任脈）

第2肋骨

玉堂（任脈）

第3肋骨

膻中（任脈）

第4肋骨

中庭（任脈）

食竇
位於前胸部，第5肋間，前正中線往外6寸處。

第5肋骨

建里（任脈）

劍突

胸大肌

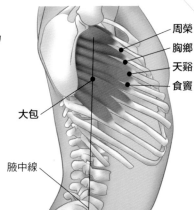

周榮
胸鄉
天谿
食竇
大包
腋中線

大包
位於側胸部，第6肋間，腋中線上。

腹哀
位於上腹部，臍中央往上3寸，前正中線往外4寸處。

SP16 腹哀

取 法 建里（任脈）往外4寸處即是。

解剖 腹外斜肌、腹內斜肌、〈肌支〉肋間神經、髂下腹神經、髂腹股溝神經、〈皮支〉肋間神經、[血管]下腹壁動脈、淺腹壁動脈

臨床 急性胃炎、胃痙攣、消化不良、腸炎、肝病、膽石等

字 義 「腹」意為腹部，「哀」則有哀傷、疼痛等意。意指此穴是用以治療腹傷或腹痛的經穴。

SP17 食竇

取 法 中庭（任脈）外側第5肋間中，前正中線往外6寸處即是。

解剖 胸大肌、〈肌支〉內外側胸肌神經、〈皮支〉肋間神經、[血管]胸肩峰動脈、胸外側動脈

臨床 肋間神經痛等

字 義 「食」意為食物、果腹之物，「竇」則是地洞、水溝等意。意指此穴位於食物通過之處，是用以餵養肚子的經穴。

SP18 天谿

取 法 膻中（任脈）外側第4肋間中，前正中線往外6寸處即是。

解剖 胸大肌、〈肌支〉內外側胸肌神經、〈皮支〉肋間神經、[血管]胸肩峰動脈、胸外側動脈

臨床 肋間神經痛等

字 義 「天」意為天空、上半身，「谿」為谷川、肋間之意。意指此穴位於肋間部位且與心臟或肺相關。

SP19 胸鄉

取 法 玉堂（任脈）外側第3肋間中，前正中線往外6寸處即是。

解剖 胸大肌、〈肌支〉內外側胸肌神經、〈皮支〉肋間神經、[血管]胸肩峰動脈、胸外側動脈

臨床 肋間神經痛等

字 義 「胸」意為胸部，「鄉」則是故鄉、窗戶之意。意指此穴為胸部之窗，位於胸部疾患相關經脈匯集之處。

SP20 周榮

取 法 紫宮（任脈）外側第2肋間中，前正中線往外6寸處即是。
※相當於中府（肺經）下方。

解剖 胸大肌、〈肌支〉內外側胸肌神經、〈皮支〉肋間神經、[血管]胸肩峰動脈、胸外側動脈

臨床 肋間神經痛等

字 義 「周」意為循環，「榮」則是旺盛之意。意指有旺盛的脾經脈氣循環於此穴。

SP21 大包

取 法 將上臂往外轉，腋中線與第6肋間的交會點即是。

解剖 前鋸肌、腹外斜肌、〈肌支〉胸長神經、肋間神經、髂下腹神經、〈皮支〉肋間神經、[血管]胸背動脈、肋間動脈

臨床 肋間神經痛等

字 義 「大」意為重要，「包」則是包覆、循環等意。意指此穴與脾經的絡穴有連結、涵蓋更大的範圍，是相當重要的經穴。

5　手少陰心經

承接脾經的脈氣，起於心臟內部，循環於大動脈等處，下行
至腹部，絡於小腸。另一支則從大動脈分出，通過頸部，行
經咽喉部位，抵達眼球深處。主幹則是從心臟出發，循環於
肺，通過腋窩部位，從上臂前內側沿著前臂前內側行至小指
外側端。

極泉・青靈・少海・靈道・通里 ➡P.92
陰郄・神門・少府・少衝 ➡P.94

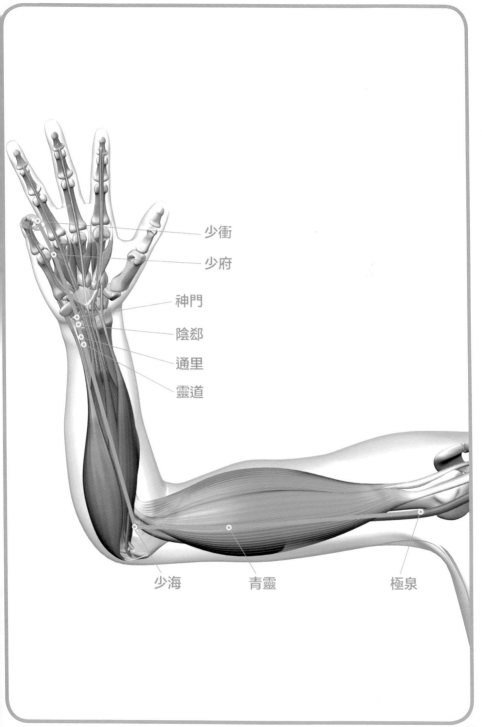

少衝

少府

神門

陰郄

通里

靈道

少海

青靈

極泉

極泉・青靈・少海・靈道・通

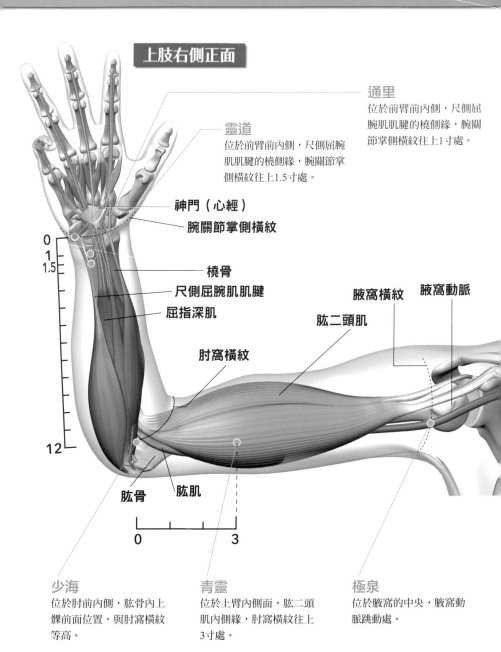

上肢右側正面

通里
位於前臂前內側，尺側屈
腕肌肌腱的橈側緣，腕關
節掌側橫紋往上1寸處。

靈道
位於前臂前內側，尺側屈腕
肌肌腱的橈側緣，腕關節掌
側橫紋往上1.5寸處。

神門（心經）

腕關節掌側橫紋

橈骨

尺側屈腕肌肌腱

屈指深肌

腋窩橫紋

腋窩動脈

肱二頭肌

肘窩橫紋

0
1
1.5

12

肱骨

肱肌

0　　　　3

少海
位於肘前內側，肱骨內上
髁前面位置，與肘窩橫紋
等高。

青靈
位於上臂內側面，肱二頭
肌內側緣，肘窩橫紋往上
3寸處。

極泉
位於腋窩的中央，腋窩動
脈跳動處。

HT1 極泉

取法 腋窩中央的腋毛中，腋窩動脈跳動處即是。

解剖 〈皮支〉肋間神經、上臂內側皮神經、肋間臂神經、[血管] 腋窩動脈

臨床 狐臭（腋臭）、肋間神經痛、心臟病等

字義 「極」意為極限、最高或最終，「泉」則是泉水、水湧出之意。意指此經穴位於心經最上方、經脈流出處。

HT2 青靈

取法 將少海與極泉的連線3等分，距離少海1/3處，肱二頭肌內側緣即是。

解剖 肱二頭肌、肱肌、〈肌支〉肌皮神經、〈皮支〉上臂內側神經、[血管] 肱動脈

臨床 肝炎引起的眼科疾患、額神經痛、肋間神經痛、尺神經痛、五十肩等

字義 「青」在五行色體表的五色中歸屬於肝，「靈」則是指心臟，意指此穴與肝臟、心臟密切相關。

HT3 少海

取法 彎曲肘關節，肱骨內上髁與肘窩橫紋內側端的中心點即是。

解剖 旋前圓肌、尺側屈腕肌、〈肌支〉正中神經、尺神經、〈皮支〉前臂內側皮神經、[血管] 下尺側副動脈（肱動脈分支）

臨床 耳鳴、眼睛充血、頭痛、暈眩、鼻子充血、牙痛、脖頸僵硬、類風濕性關節炎、尺神經痛、心臟病等

字義 「少」意為少的、少陰，「海」則是大海、氣血匯集處之意。意指一開始量不多的氣血逐漸增加，行至此經穴時則量大到如注入海中。

HT4 靈道

取法 從神門（心經）朝少海的方向往上1.5寸、與尺骨頭上緣等高，尺側屈腕肌肌腱的橈側即是。

解剖 尺側屈腕肌（肌腱）、屈指淺肌、屈指深肌、〈肌支〉尺神經、正中神經、〈皮支〉前臂內側皮神經、[血管] 尺動脈

臨床 心臟疾患、歇斯底里症、咽喉腫痛、扁桃腺炎、尺神經痛或麻痺、類風濕性關節炎等

字義 「靈」意為靈魂，指的是心臟，「道」則是道路之意。意指通往心臟的道路。

HT5 通里

取法 從神門朝少海的方向往上1寸、尺側屈腕肌肌腱的橈側即是。

解剖 尺側屈腕肌（肌腱）、屈指深肌、〈肌支〉尺神經、正中神經、〈皮支〉前臂內側皮神經、[血管] 尺動脈

臨床 心臟疾患、歇斯底里症、咽喉腫痛、扁桃腺炎、尺神經痛或麻痺、類風濕性關節炎等

字義 「通」意為通往，「里」則是心臟之意。意指此穴位於通往心臟之處。

陰郄・神門・少府・少衝

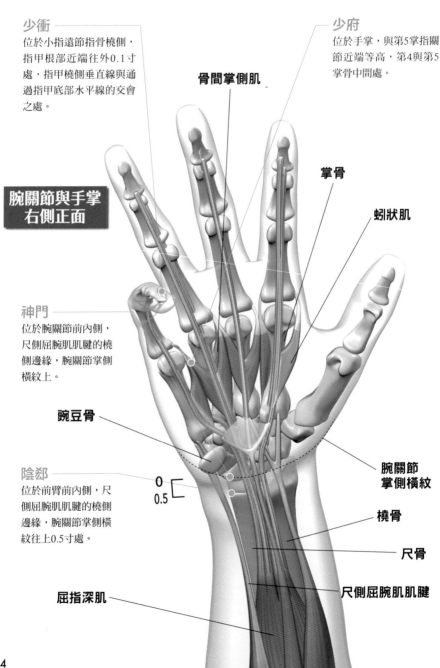

少衝
位於小指遠節指骨橈側，指甲根部近端往外0.1寸處，指甲橈側垂直線與通過指甲底部水平線的交會之處。

少府
位於手掌，與第5掌指關節近端等高，第4與第5掌骨中間處。

骨間掌側肌

掌骨

腕關節與手掌
右側正面

蚓狀肌

神門
位於腕關節前內側，尺側屈腕肌肌腱的橈側邊緣，腕關節掌側橫紋上。

豌豆骨

**腕關節
掌側橫紋**

陰郄
位於前臂前內側，尺側屈腕肌肌腱的橈側邊緣，腕關節掌側橫紋往上0.5寸處。

0
0.5

橈骨

尺骨

尺側屈腕肌肌腱

屈指深肌

HT6 陰郄

取法 從神門朝少海的方向往上0.5寸、與尺骨頭下緣等高，尺側屈腕肌肌腱的橈側即是。

解剖 尺側屈腕肌（肌腱）、〈肌支〉尺神經、〈皮支〉前臂內側皮神經、[血管] 尺動脈

臨床 狹心症、心悸亢進症等心臟的急性症狀；鼻血、胃出血、歇斯底里症、咽喉腫痛、扁桃腺炎、尺神經痛或麻痺、類風濕性關節炎等

字義 「陰」為掌側的少陰經，「郄」則指縫隙、急性症狀。意指此經穴是用以治療心經的急性症狀。

HT7 神門

取法 腕關節前面橫紋上，豌豆骨上緣橈側的凹陷處，尺側屈腕肌肌腱的橈側即是。

解剖 尺側屈腕肌（肌腱）、〈肌支〉尺神經、〈皮支〉前臂內側皮神經、尺神經（掌皮支）、[血管] 尺動脈

臨床 狹心症、精神病、神經衰弱、歇斯底里症、便祕、尺神經痛或麻痺、腕關節炎或類風濕性關節炎、精神因素引起的症狀（腸胃病、吐血、咳血、哮喘、呼吸困難、產後出血）等

字義 「神」在五行色體表的五神中歸屬於心，「門」則是元氣或邪氣的出入門戶之意。意指此經穴位於心氣的出入口。

HT8 少府

取法 位於手掌第4與第5掌骨之間，握拳時小指頭接觸掌面處即是。

解剖 蚓狀肌（第4條）、骨間掌側肌（第3條）、〈肌支〉尺神經、〈皮支〉尺神經（指掌側總神經）、[血管] 指掌側總動脈

臨床 腕關節痛、尺神經痛、手指無法彎曲的狀態等

字義 「少」意為少的、少陰，「府」則是物或人匯集之所、鼓起處之意。意指此經穴位於少陰心經出現反應的地方。

HT9 少衝

取法 小指指甲根部延伸線與其外側邊緣延伸線的交會點即是。

解剖 〈皮支〉尺神經（指背神經）、[血管] 指背動脈

臨床 發熱性疾患引起的衰弱、手痙攣等

字義 「少」意為少的、少陰，「衝」則是開頭之意。意指此經穴位於少陰心經的起始處。

6　手太陽小腸經

承接心經的脈氣，起於小指內側端，經過手的內側、前臂與上臂後方內側，行至肩膀後抵達大椎穴。一條支脈由該處分出，從鎖骨上窩（缺盆穴）進入胸中，絡於心臟，沿食道行至胃，歸屬於小腸。另一支則從鎖骨上窩上行至臉頰，行經外眼角後進入耳朵。另有分支從臉頰分出，終止於內眼角。

少澤・前谷・後谿・腕骨・陽谷 ➡P.98
養老・支正・小海・肩貞・臑俞 ➡P.100
天宗・秉風・曲垣・肩外俞・肩中俞 ➡P.102
天窗・天容・顴髎・聽宮 ➡P.104

肩中俞
肩外俞
曲垣
秉風
臑俞
天宗
肩貞

聽宮
顴髎
天窗
天容

小海

支正

養老

陽谷
腕骨
後谿
前谷

少澤

少澤・前谷・後谿・腕骨・陽谷

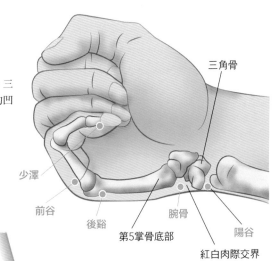

陽谷
位於腕關節內側後方，三
角骨與尺骨莖突之間的凹
陷處。

腕骨
位於腕關節內側後方，第
5掌骨底部與三角骨之間
的凹陷部位，紅白肉際交
界處。

三角骨

少澤

前谷

後谿

第5掌骨底部

腕骨

陽谷

紅白肉際交界

尺側伸腕肌肌腱

後谿
位於手背側，第5掌指關
節尺側近端的凹陷部位，
紅白肉際交界處。

前谷
位於小指，第5掌指
關節尺側遠端的凹
陷部位，紅白肉際
交界處。

第5掌指關節

少澤
位於小指遠節指骨尺側，
指甲根部近端往內0.1寸
處，指甲尺側邊緣垂直線
與通過指甲底部水平線的
交會點。

SI1 少澤

取法 小指指甲根部延伸線與內緣延伸線的交會之處即是。

解剖 〈皮支〉尺神經（指背神經）、[血管] 指背動脈

臨床 不醒人事狀態時的甦醒穴、狹心症、胸痛、頭痛、尺神經痛、咽喉痛等

字義 「少」意為少的、少陰，「澤」則有水的匯集地、氣血湧出的凹陷處之意。意指此經穴位於脈氣匯集、小腸經起始之所。

SI2 前谷

取法 觸摸小指第5掌指關節的內側時，其下方凹陷處中即是。或是輕輕握拳時於該處形成掌側橫紋，其尺側末端即是。

解剖 〈皮支〉尺神經（指背神經）、[血管] 指背動脈

臨床 上火、尺神經麻痺等

字義 「前」意為前面，「谷」則是凹陷處之意。意指此經穴位於第5掌指關節前面的凹陷處。

SI3 後谿

取法 輕輕握拳，用手指頭沿小指掌骨內側緣往下撫摸，手指停頓之處，第5掌指關節上方內側的凹陷處即是。

解剖 外展小指肌、〈肌支〉尺神經、〈皮支〉尺神經（指背神經）、[血管] 指背動脈

臨床 流行性感冒、寒冷引起的頭痛、腰痛、關節痛、類風濕性關節炎等

字義 「後」意為後面，「谿」則是指流經山谷的河川。意指此經穴位於第5掌指關節後方。

SI4 腕骨

取法 用手指頭沿小指第5掌骨內側往上撫摸，手指停頓之處，越過底部有個凹陷中，手掌與手背交界處即是。

解剖 外展小指肌、〈肌支〉尺神經、〈皮支〉尺神經（指背神經）、[血管] 尺動脈（腕背支）

臨床 類風濕性關節炎、尺神經痛或麻痺、耳炎、頭痛等

字義 「腕」意為手臂，「骨」則是骨頭之意。意指此經穴位於腕骨的第5掌骨底部與三角骨之間。

SI5 陽谷

取法 腕關節後方，三角骨與尺骨莖突之間的凹陷部位，尺側伸腕肌肌腱的內側即是。

解剖 尺側伸腕肌（肌腱）、〈肌支〉橈神經、〈皮支〉尺神經（背支）、[血管] 尺動脈（腕背支）

臨床 類風濕性關節炎、尺神經痛或麻痺、耳炎、頭痛等

字義 「陽」的意思相當於手部陽側、干支中的甲，「谷」則是凹陷處之意。意指此經穴位於小腸經的脈氣流經之處。

養老·支正·小海·肩貞·臑俞

臑俞
位於肩膀周圍，腋窩橫紋後端的上方，肩胛棘下方凹陷處。

肩貞
位於肩膀周圍，肩關節後下方，腋窩橫紋後端往上1寸處。

小海
位於肘後方內側，肘突與肱骨內上髁之間的凹陷部位。

支正
位於前臂後方內側，尺骨內緣與尺側屈腕肌之間，腕關節背側橫紋往上5寸處。

養老
位於前臂後方內側，尺骨頭橈側的凹陷處，腕關節背側橫紋往上1寸處。

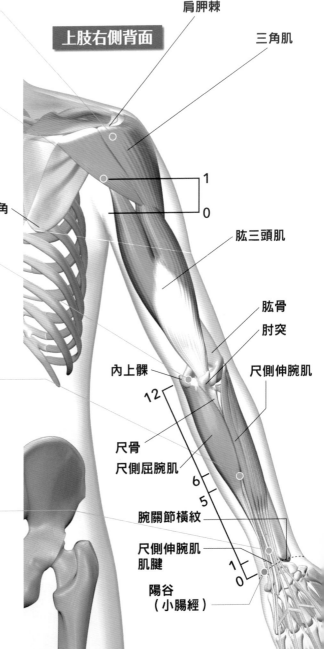

上肢右側背面

肩胛棘

三角肌

肩胛骨下角

肱三頭肌

肱骨

肘突

內上髁

尺側伸腕肌

尺骨

尺側屈腕肌

腕關節橫紋

尺側伸腕肌肌腱

陽谷
（小腸經）

SI6 養老

取 法 手掌面向胸部，用手指頭觸察尺骨莖突，手指往下陷的骨縫處即是。

解剖 尺側伸腕肌肌腱、〈肌支〉橈神經、〈皮支〉尺神經（指背神經）、[血管] 尺動脈（腕背支）

臨床 腫瘤（疙瘩）或疔瘡（腫塊）等化膿性疾患、五十肩、上肢神經痛等

字 義 「養」意為養育、培養，「老」則是衰老等意。意指此經穴是用以治療小腸老化。

SI7 支正

取 法 陽谷（小腸經）與小海連線的中心點往下1寸、尺骨內緣與尺側屈腕肌之間即是。

解剖 尺側屈腕肌、〈肌支〉尺神經、〈皮支〉前臂內側皮神經、[血管] 後骨間動脈分支

臨床 尺神經痛或麻痺、中風引起的尺神經麻痺等

字 義 「支」意為分支，「正」則是正中央之意。意指此穴位於前臂正中央、絡脈分流之處。

SI8 小海

取 法 彎曲手肘，尺神經溝中即是。

解剖 尺側屈腕肌、〈肌支〉尺神經、〈皮支〉前臂內側皮神經、[血管] 尺側迴返動脈（尺動脈分支）

臨床 尺神經麻痺、類風濕性關節炎、耳部疾患、肩頸與上肢的神經痛等

字 義 「小」是指小腸經，「海」則是大海、氣血大量匯集處之意。意指此經穴位於小腸經脈氣大量匯聚之所。

SI9 肩貞

取 法 將上臂往內轉，腋窩橫紋後端往上1寸、三角肌後側即是。

解剖 三角肌、大圓肌、小圓肌、肱三頭肌（長頭）、〈肌支〉腋窩神經、肩胛下神經、橈神經、〈皮支〉臂外側上皮神經、[血管] 旋肱後動脈

臨床 五十肩、肩關節炎、類風濕性關節炎、上肢神經痛或麻痺、眼睛痛、耳鳴、重聽等

字 義 「肩」是指肩關節，「貞」則是固定、正確之意。意指此經穴定位於肩峰與肱骨頭之間。

SI10 臑俞

取 法 將上臂往內轉，腋窩橫紋後端的上方、肩胛棘正下方即是。

解剖 三角肌、棘下肌、〈肌支〉腋窩神經、肩胛上神經、〈皮支〉鎖骨上神經、[血管] 肩胛上動脈

臨床 五十肩、上臂神經痛、類風濕性關節炎、高血壓、脖頸僵硬、枕神經痛等

字 義 「臑」意為上臂或上肢，「俞」則是運送、注入、修正之意。意指此經穴位於經脈流注上肢之處，用以治療上肢的疾患。

天宗・秉風・曲垣・肩外俞・肩中俞

肩中俞
位於上背部，與第7頸椎棘突下緣等高，後正中線往外2寸處。

肩外俞
位於上背部，與第1胸椎棘突下緣等高，後正中線往外3寸處。

曲垣
位於肩胛部，肩胛棘內側端上方的凹陷處。

秉風
位於肩胛部，棘上窩與肩胛棘的中心點上方。

天宗
位於肩胛部，肩胛棘中心點與肩胛骨下角的連線之上，距離肩胛棘1/3的凹陷處。

肩胛部
右側背面

棘上窩

½　　½

肩胛棘

肩峰

大椎（督脈）
陶道（督脈）

0　　2 3

臑俞
（小腸經）

1/3

2/3

肩胛骨下角

後正中線　　肩胛棘內側緣　　肩胛骨內側緣

SI11 天宗

取 法 將肩胛棘中心點與肩胛骨下角的連線3等分，距離肩胛棘1/3處即是。

解剖 棘下肌、〈肌支〉肩胛上神經、〈皮支〉胸神經後支、[血管] 肩胛迴旋動脈

臨床 胸痛、乳房痛、乳汁分泌不足、五十肩、上肢神經痛、肋間神經痛、胸膜炎等

字 義 「天」指的是上半身，「宗」則是根源、聚集、祭神神堂之意。意指此經穴位於上半身氣血匯集之所，主要用以治療上半身的疾患。

SI12 秉風

取 法 肩胛棘中心點的上方，將肩關節往外轉時出現的凹陷處即是。

解剖 斜方肌、棘上肌、〈肌支〉副神經、頸神經叢分支、肩胛上神經、〈皮支〉胸神經後支、[血管] 肩胛上動脈

臨床 上肢神經痛或麻痺、類風濕性關節炎等

字 義 「秉」意為一小撮稻束、握住，「風」則是風邪、中風之意。意指此經穴是用以治療中風。

SI13 曲垣

取 法 肩胛棘內側端正上方，棘上窩內側上方的凹陷處。臑俞與第2胸椎棘突連線上的中心點即是。

解剖 斜方肌、棘上肌、〈肌支〉副神經、頸神經叢分支、肩胛上神經、〈皮支〉胸神經後支、[血管] 頸橫動脈

臨床 肩膀痠痛、肩胛部或上肢疼痛等

字 義 「曲」意為一端、彎曲，「垣」則是籬笆、圍欄之意。意指此經穴位於肩胛棘一端的彎角處。

SI14 肩外俞

取 法 通過陶道（督脈）的水平線與肩胛骨內側緣的延長線交會之處即是。

解剖 斜方肌、提肩胛肌、〈肌支〉副神經、頸神經叢分支、背肩胛神經、〈皮支〉胸神經後支、[血管] 頸橫動脈

臨床 肩膀痠痛、肩胛痛、顳部疼痛等

字 義 「肩」意為肩膀，「外」為外面，「俞」則是運送、注入、氣血匯集處之意。意指此經穴位於肩膀外側。

SI15 肩中俞

取 法 肩胛骨內側緣垂直線與後正中線之間，距離肩胛骨內側緣1/3處的垂直線與通過大椎（督脈）的水平線交會之處即是。

解剖 斜方肌、提肩胛肌、〈肌支〉副神經、頸神經叢分支、背肩胛神經、〈皮支〉胸神經後支、[血管] 頸橫動脈

臨床 肩膀痠痛、脖頸僵硬、咳嗽等

字 義 「肩」指的是肩膀，「中」為裡面、中間，「俞」則是運送、注入、氣血出入處之意。意指此經穴位於正中線附近那側，介於肩井與大椎中間。

天窗・天容・顴髎・聽宮

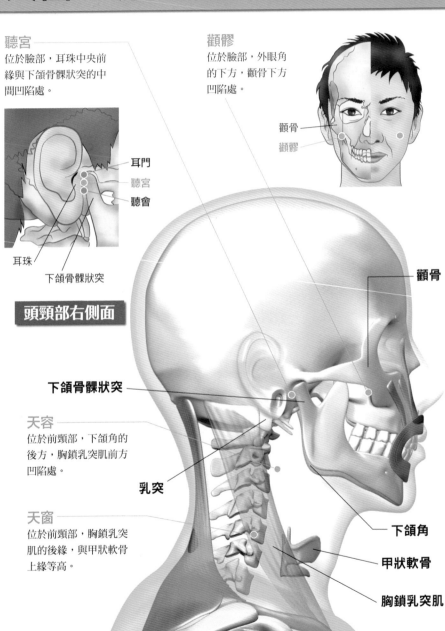

聽宮
位於臉部，耳珠中央前緣與下頜骨髁狀突的中間凹陷處。

顴髎
位於臉部，外眼角的下方，顴骨下方凹陷處。

顴骨
顴髎

耳門
聽宮
聽會

耳珠

下頜骨髁狀突

頭頸部右側面

顴骨

下頜骨髁狀突

天容
位於前頸部，下頜角的後方，胸鎖乳突肌前方凹陷處。

乳突

天窗
位於前頸部，胸鎖乳突肌的後緣，與甲狀軟骨上緣等高。

下頜角

甲狀軟骨

胸鎖乳突肌

SI16 天窗

取法 與甲狀軟骨上緣等高，胸鎖乳突肌的後緣處即是。亦與人迎（胃經）等高。

解剖 頸闊肌、胸鎖乳突肌、〈肌支〉顏面神經、副神經、頸神經叢分支、〈皮支〉頸橫神經、耳大神經、[血管] 淺頸動脈

臨床 喉嚨紅腫、耳部疾患等

字義 「天」指的是天空、上半身，「窗」則是窗戶、內外疏通之意。意指此經穴位於天之氣進出人體的地方。

SI17 天容

取法 下頜角的後方位置，下頜角與胸鎖乳突肌之間即是。

解剖 胸鎖乳突肌、頸闊肌、〈肌支〉副神經、頸神經叢分支、顏面神經、〈皮支〉耳大神經、[血管] 顏面動脈

臨床 偏頭痛、咽喉炎、扁桃腺炎、耳部疾患、頸部淋巴腺腫大等

字義 「天」意為天空、上半身（頸部以上），「容」為放入、包覆之意。意指此經穴是用以袪除頸部以上的疾病，將病氣包覆於其中。

SI18 顴髎

取法 通過外眼角的垂直線與顴骨下緣的交會之處即是。

解剖 顴大肌、〈肌支〉顏面神經、〈皮支〉上頜神經（三叉神經第2條分支）分支（眶下神經）、[血管] 橫面動脈、眶下動脈

臨床 顏面神經痙攣或麻痺、上排牙齒疼痛等

字義 「顴」意為顴骨，「髎」則是角落之意。意指此經穴位於顴骨角落凹陷之處。

SI19 聽宮

取法 嘴巴微張時，耳珠與下頜骨之間的凹陷，下頜骨髁狀突的後緣即是。

解剖 〈皮支〉下頜神經（三叉神經第3條分支）分支（耳顳神經）、[血管] 淺顳動脈

臨床 耳鳴、中耳炎等耳部疾患；視力障礙、慢性鼻竇炎、頭痛等

字義 「聽」意為聽見、聽得一清二楚，「宮」則是府邸、成為生活中心的場所之意。意指此經穴為確實聽取聲音的關鍵穴道。

7 足太陽膀胱經

承接小腸經的脈氣，起於內眼角（睛明穴），上行至神庭穴（督脈）左右交叉，再於百會穴交會，絡於腦。循環於頸部，沿背部（脊柱兩側）下行至腰部，絡於腎後歸屬於膀胱。從膀胱穿過臀部，沿大腿後側下行進入膕窩部（委中穴）。另一支則從頸部的天柱穴分流，自脊柱往外3寸處沿大腿後外側下行，進入膕窩部匯流。從膕窩部沿小腿後外側下行，經過外踝後終止於足部第5趾外側端。

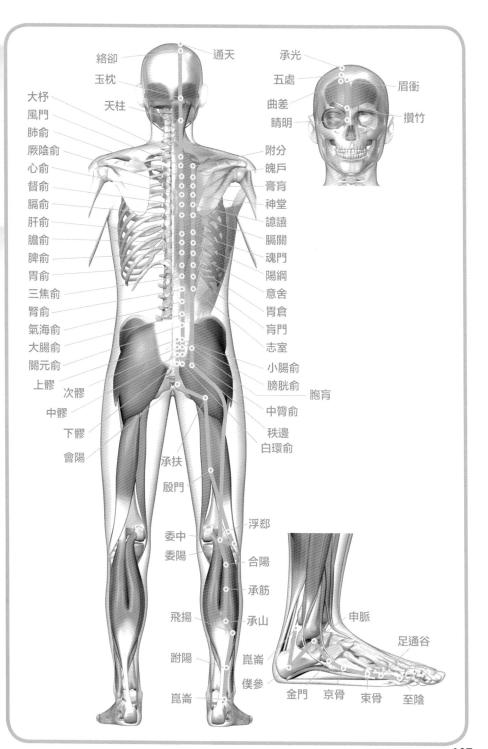

絡卻　　通天

玉枕　　　　　　　　　　承光

天柱　　　　　　　　　　五處　　　眉衝

大杼　　　　　　　　　　曲差

風門　　　　　　　　　　睛明　　　攢竹

肺俞

厥陰俞　　　　　　　　　附分

心俞　　　　　　　　　　魄戶

督俞　　　　　　　　　　膏肓

膈俞　　　　　　　　　　神堂

肝俞　　　　　　　　　　譩譆

膽俞　　　　　　　　　　膈關

脾俞　　　　　　　　　　魂門

胃俞　　　　　　　　　　陽綱

三焦俞　　　　　　　　　意舍

腎俞　　　　　　　　　　胃倉

氣海俞　　　　　　　　　肓門

大腸俞　　　　　　　　　志室

關元俞

上髎　　　　　　　　　　小腸俞

　　次髎　　　　　　　　膀胱俞　　胞肓

中髎　　　　　　　　　　中膂俞

下髎　　　　　　　　　　秩邊

會陽　　　　　　　　　　白環俞

　　　承扶

　　殷門

　　　　　　　　浮郄

委中

委陽　　　　　　　合陽

　　　　　　　　　承筋

飛揚　　　　　承山　　　申脈

　　　　　　　　　　　　足通谷

跗陽　　　　　崑崙

崑崙　　　　　僕參

　　　　　金門　京骨　束骨　至陰

107

睛明・攢竹・眉衝・曲差・五處・承光

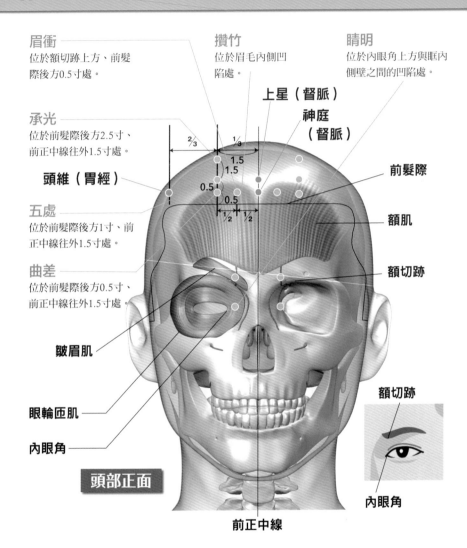

眉衝
位於額切跡上方、前髮際後方0.5寸處。

攢竹
位於眉毛內側凹陷處。

睛明
位於內眼角上方與眶內側壁之間的凹陷處。

承光
位於前髮際後方2.5寸、前正中線往外1.5寸處。

五處
位於前髮際後方1寸、前正中線往外1.5寸處。

曲差
位於前髮際後方0.5寸、前正中線往外1.5寸處。

上星（督脈）
神庭（督脈）
前髮際
額肌
額切跡
頭維（胃經）
皺眉肌
眼輪匝肌
內眼角
額切跡
內眼角

頭部正面

前正中線

BL1 睛明

取法 閉上眼睛，內眼角內側往上0.1寸的凹陷部位即是。

解剖 瞼內側韌帶、眼輪匝肌、〈肌支〉顏面神經（顳支、顴支）、〈皮支〉眼神經（三叉神經第1條分支）、[血管]眼角動脈

臨床 眼睛充血、結膜炎、鼻淚管阻塞等眼科疾患

字義 「睛」指的是眼睛（瞳孔），「明」則有明亮、清晰之意。意指此經穴主治眼睛，可讓眼睛清晰、提高視力。

BL2 攢竹

取 法 眉毛內側末端，睛明正上方，額切跡的凹陷中即是。

解剖 眼輪匝肌、額肌、皺眉肌、〈肌支〉顏面神經（顳支、顴支）、〈皮支〉眼神經（三叉神經第1條分支）、[血管] 滑車上動脈

臨床 眼睛疲勞或是結膜充血、角膜翳（角膜混濁的疾患）等眼科疾患；額神經痛等

字 義 「攢」意為匯集、群聚的樣子，「竹」則是竹子、笛子之意。意指此經穴猶如竹子切口的凹陷，有氣匯集，會出現反應。

BL3 眉衝

取 法 眉毛內側末端，攢竹正上方，前髮際往上0.5寸的神庭（督脈）與曲差的中間即是。

解剖 額肌、〈肌支〉顏面神經（顳支）、〈皮支〉眼神經（三叉神經第1條分支）、[血管] 滑車上動脈、眶上動脈

臨床 頭痛、鼻塞、暈眩等

字 義 「眉」意為眉毛，「衝」則有摸得到、刺入之意。此經穴位於眉毛的要衝，用以治療眼、鼻與腦部疾患。

BL4 曲差

取 法 神庭（督脈）與頭維（胃經）的連線上，距離神庭（眉間中央往上3.5寸處）1/3處即是。

解剖 額肌、〈肌支〉顏面神經（顳支）、〈皮支〉眼神經（三叉神經第1條分支）、[血管] 滑車上動脈、眶上動脈

臨床 眼睛疲勞或結膜充血、角膜翳等眼科疾患；額神經痛、頭痛、暈眩、鼻出血、鼻塞等

字 義 「曲」意為彎曲，「差」則有別別、治病之意。意指此經穴位於治療疾病之處。

BL5 五處

取 法 上星（督脈）往外1.5寸、曲差往上0.5寸處即是。

解剖 帽狀腱膜、額肌、〈肌支〉顏面神經（顳支）、〈皮支〉眼神經（三叉神經第1條分支）、[血管] 眶上動脈

臨床 發燒引起的頭痛、暈眩等

字 義 「五」意為五個、交叉，「處」則是場所之意；有「表示位於距離曲差5分處」、「為膀胱經第5個經穴」等說法，然而經穴名稱的含意尚不明確。

BL6 承光

取 法 前正中線往外1.5寸、五處後方1.5寸，曲差往上2寸處即是。

解剖 帽狀腱膜、〈皮支〉眼神經（三叉神經第1條分支）、[血管] 眶上動脈、淺顳動脈分支

臨床 眼、鼻、腦等疾患引起的發燒或暈眩等

字 義 「承」意為承接，「光」則是光線、明亮之意；意指接收光的地方，換句話說，此經穴主治眼睛的疾患。

通天・絡卻・玉枕・天柱・大杼・風門

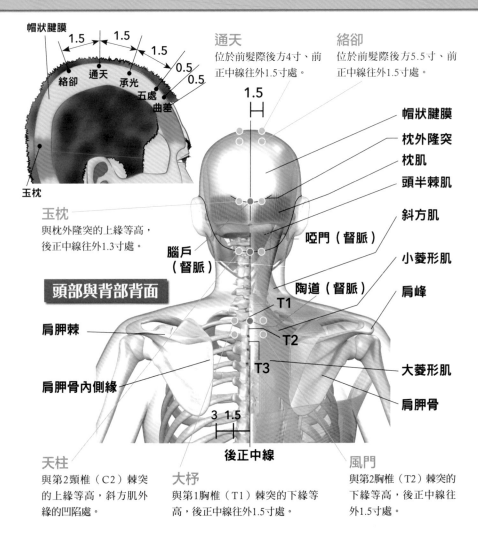

帽狀腱膜

1.5　1.5

1.5

0.5

0.5

絡卻　通天　承光

五處

曲差

玉枕

通天
位於前髮際後方4寸、前
正中線往外1.5寸處。

絡卻
位於前髮際後方5.5寸、前
正中線往外1.5寸處。

1.5

帽狀腱膜

枕外隆突

枕肌

頭半棘肌

斜方肌

啞門（督脈）

小菱形肌

肩峰

玉枕
與枕外隆突的上緣等高，
後正中線往外1.3寸處。

腦戶
（督脈）

陶道（督脈）

頭部與背部背面

肩胛棘

T1

T2

T3

大菱形肌

肩胛骨

肩胛骨內側緣

3　1.5

後正中線

天柱
與第2頸椎（C2）棘突
的上緣等高，斜方肌外
緣的凹陷處。

大杼
與第1胸椎（T1）棘突的下緣等
高，後正中線往外1.5寸處。

風門
與第2胸椎（T2）棘突的
下緣等高，後正中線往
外1.5寸處。

BL7 通天

取法　承光與絡卻的中間，或是五處與絡卻的連線
上，距離絡卻1/3處即是。

解剖　帽狀腱膜、〈皮支〉眼神經（三叉神經第1條分支）、[血管] 眶上
動脈、淺顳動脈分支

臨床　偏頭痛、脖頸僵硬、鼻部疾患等

字義　「通」意為送
達、相通，「天」則有頭頂、
頂點之意。意指此經穴位於
膀胱經經氣通往頭部之處，
能有效治療頭部疾患。

BL8 絡卻

取法 距離百會（督脈，翻折耳殼時，兩耳尖連線的中間處）後方0.5寸、往外1.5寸處即是。

解剖 帽狀腱膜、〈皮支〉枕大神經、[血管] 枕動脈、淺顳動脈分支

臨床 耳鳴、青光眼或白內障等眼科疾患等

字義 「絡」意為纏繞、相連，「卻」則是回歸、返回之意。意指此穴位於膀胱經的分支回歸主經之處。

BL9 玉枕

取法 腦戶（督脈）往外1.3寸、通過頭半棘肌鼓起部位外緣的垂直線與枕骨上頸線交會之處即是。

解剖 枕肌、〈肌支〉顏面神經（枕支）、〈皮支〉枕大神經、[血管] 枕動脈

臨床 腦部疾患引起的頭痛及眼痛、脖頸疼痛、鼻部疾患等

字義 「玉」指的是玉石、具有優秀之意，引申為頭部，「枕」則如字面所示是枕頭的意思。意指此經穴位於睡覺時顱骨接觸枕頭之處，或是在枕骨上頸線上。

BL10 天柱

取法 瘂門（督脈）往外1.3寸、頭半棘肌鼓起部位的外緣即是。

※在WHO／WPRO的標記之中，將天柱定義為「斜方肌外緣的凹陷處」。斜方肌的厚度較薄，因此較難以觸摸來確認。其深層為頭半棘肌鼓起的部位。

解剖 斜方肌、頭夾肌、頭半棘肌、〈肌支〉副神經、頸神經叢分支、脊髓神經後支、〈皮支〉枕大神經、[血管] 枕動脈

臨床 頭沉、頭痛、高血壓、腦溢血等腦部疾患；眼科疾患、耳鼻喉科疾患、心臟疾患等

字義 「天」意為頭部，「柱」則有支撐之意。意指此經穴位於支撐頭部的重要之所。

BL11 大杼

取法 第1與第2胸椎棘突之間，陶道（督脈）往外1.5寸處即是。

解剖 斜方肌、菱形肌、豎脊肌、〈肌支〉副神經、頸神經叢分支、背肩胛神經、脊髓神經後支、〈皮支〉胸神經後支、[血管] 頸橫動脈分支、肋間動脈背支

臨床 脖頸僵硬、肩背痛、喉嚨痛（扁桃腺炎）、咳嗽、高血壓等

字義 「大」意為重要，「杼」則是指用以穿梭織布橫線的器具。意指此處連繫著其他經絡，同時還分出如橫線般的分支，是相當重要的經穴。

BL12 風門

取法 第2與第3胸椎棘突之間往外1.5寸處即是。

解剖 斜方肌、菱形肌、豎脊肌、〈肌支〉副神經、頸神經叢分支、背肩胛神經、脊髓神經後支、〈皮支〉胸神經後支、[血管] 頸橫動脈分支、肋間動脈背支

臨床 感冒的預防及治療、其他呼吸器官疾患或肩膀痠痛等

字義 「風」意為風邪，「門」則是出入的門戶之意。意指此處為感冒時經常出現反應的經穴，或是指風邪入侵的經穴。

肺俞・厥陰俞・心俞・督俞・膈俞・肝俞

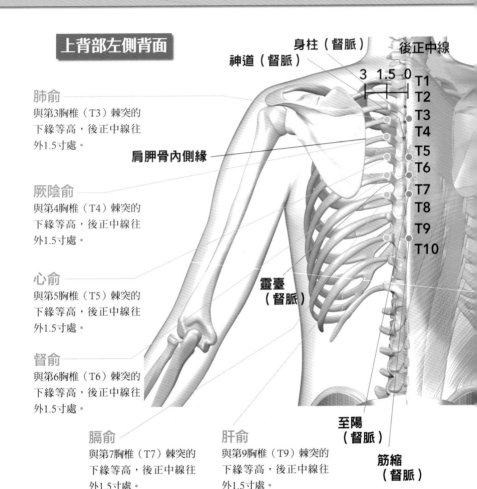

上背部左側背面

神道（督脈）
身柱（督脈）
後正中線

3　1.5　0　T1
T2
T3
T4
T5
T6
T7
T8
T9
T10

肩胛骨內側緣

靈臺（督脈）

至陽（督脈）

筋縮（督脈）

肺俞
與第3胸椎（T3）棘突的下緣等高，後正中線往外1.5寸處。

厥陰俞
與第4胸椎（T4）棘突的下緣等高，後正中線往外1.5寸處。

心俞
與第5胸椎（T5）棘突的下緣等高，後正中線往外1.5寸處。

督俞
與第6胸椎（T6）棘突的下緣等高，後正中線往外1.5寸處。

膈俞
與第7胸椎（T7）棘突的下緣等高，後正中線往外1.5寸處。

肝俞
與第9胸椎（T9）棘突的下緣等高，後正中線往外1.5寸處。

BL13 肺俞

取法　第3與第4胸椎棘突之間，身柱（督脈）往外1.5寸處即是。

解剖　斜方肌、菱形肌、豎脊肌、〈肌支〉副神經、頸神經叢分支、背肩胛神經、脊髓神經後支、〈皮支〉胸神經後支、[血管] 頸橫動脈分支、肋間動脈背支

臨床　呼吸器官疾患、肩背痛、肋間神經痛、小兒夜啼或抽搐等異常行為、皮膚疾患等

字義　「肺」意為肺部臟器，「俞」則有運送、注入、修正之意。意指此穴是太陰肺經的腧穴，為肺部疾患的反應點，也是作為治療點的重要經穴。

BL14 厥陰俞

取法 第4與第5胸椎棘突之間往外1.5寸處即是。

解剖 斜方肌、菱形肌、豎脊肌、〈肌支〉副神經、頸神經叢分支、背肩胛神經、脊髓神經後支、〈皮支〉胸神經後支、[血管] 頸橫動脈分支、肋間動脈背支

臨床 心臟與呼吸器官疾患、肋間神經痛、肩膀痠痛、上排牙齒疼痛等

字義 意指厥陰心包經的腧穴。經常顯現出心包經的異常，是反應點也是治療點的重要經穴。

BL15 心俞

取法 第5與第6胸椎棘突之間，神道（督脈）往外1.5寸處即是。

解剖 斜方肌、菱形肌、豎脊肌、〈肌支〉副神經、頸神經叢分支、背肩胛神經、脊髓神經後支、〈皮支〉胸神經後支、[血管] 頸橫動脈分支、肋間動脈背支

臨床 心臟瓣膜症、心悸亢進症、狹心症等心臟疾患；高血壓、劇烈頭痛、腦溢血、眼睛充血與結膜炎、類風濕性關節炎、五十肩等

字義 意指少陰心經的腧穴。經常顯現出心臟疾患引起的異常，是反應點也是治療點的重要經穴。

BL16 督俞

取法 第6與第7胸椎棘突之間，靈臺（督脈）往外1.5寸處即是。

解剖 斜方肌、豎脊肌、〈肌支〉副神經、頸神經叢分支、脊髓神經後支、〈皮支〉胸神經後支、[血管] 頸橫動脈分支、肋間動脈背支

臨床 心臟疾患、呼吸器官疾患、消化器官疾患等

字義 「督」意為統率、統括，「俞」則是運送、注入之意。意指此為統括陽病（因陽氣偏盛而出現發熱症狀的病態）的經穴。

BL17 膈俞

取法 第7與第8胸椎棘突之間，至陽（督脈）往外1.5寸處即是。

解剖 斜方肌、豎脊肌、背闊肌、〈肌支〉副神經、頸神經叢分支、脊髓神經後支、胸背神經、〈皮支〉胸神經後支、[血管] 肋間動脈背支

臨床 心臟疾患、呼吸器官疾患、消化器官疾患（尤指吐血、胃酸過多等）、孕吐、盜汗、神經衰弱、歇斯底里症等

字義 「膈」意指橫膈膜，分隔為上焦與中焦，可見此經穴是位於心臟與肝臟之間，主要用以治療血液疾病。

BL18 肝俞

取法 第9與第10胸椎棘突之間，筋縮（督脈）往外1.5寸處即是。

解剖 斜方肌、豎脊肌、背闊肌、〈肌支〉副神經、頸神經叢分支、脊髓神經後支、胸背神經、〈皮支〉胸神經後支、[血管] 肋間動脈背支

臨床 肝臟疾患及眼科疾患（尤指視力衰退、夜盲症等）、膽石症、黃疸、腸胃科疾患、肋間神經痛、腰痛、暈眩、神經衰弱、失眠症等

膽俞・脾俞・胃俞・三焦俞・腎俞・氣海俞

背部左側背面

脊中（督脈）
中樞（督脈）
懸樞（督脈）

膽俞
與第10胸椎（T10）棘突
的下緣等高，後正中線
往外1.5寸處。

脾俞
與第11胸椎（T11）棘突
的下緣等高，後正中線
往外1.5寸處。

胃俞
與第12胸椎（T12）棘突
的下緣等高，後正中線
往外1.5寸處。

三焦俞
與第1腰椎（L1）棘突的
下緣等高，後正中線往
外1.5寸處。

T10
T11
T12
L1
L2
L3

3 1.5 0
後正中線

腎俞
與第2腰椎（L2）棘突的
下緣等高，後正中線往
外1.5寸處。

氣海俞
與第3腰椎（L3）棘突的
下緣等高，後正中線往
外1.5寸處。

命門（督脈）

BL19 膽俞

取　法　第10與第11胸椎棘突之間，中樞（督脈）往外
1.5寸處即是。

解剖　腰背腱膜、背闊肌、豎脊肌、〈肌支〉胸背神經、脊髓神經後
支、〈皮支〉胸神經後支、[血管]肋間動脈背支

臨床　膽囊疾患、膽囊炎、膽石症、黃疸、肝臟疾患、眼科疾患、腸
胃科疾患、肋間神經痛、腰痛、暈眩、神經衰弱、失眠症等

字　義　意指少陽膽經
的腧穴。經常顯出膽囊疾
患引起的異常，是反應點也
是治療點的重要經穴。

BL20 脾俞

取 法 第11與第12胸椎棘突之間，脊中（督脈）往外1.5寸處即是。

解剖 腰背腱膜、背闊肌、豎脊肌、〈肌支〉胸背神經、脊髓神經後支、〈皮支〉胸神經後支、[血管] 肋間動脈背支

臨床 消化不良、食慾不振、胃部（消化器官）疾患、膽石症、黃疸、糖尿病、慢性鼻竇炎、眼科疾患等

字 義 意指太陰脾經的腧穴。經常顯現出脾、胃部疾患引起的異常，是反應點也是治療點的重要經穴。

BL21 胃俞

取 法 第12胸椎與第1腰椎棘突之間往外1.5寸處即是。

解剖 腰背腱膜、背闊肌、豎脊肌、〈肌支〉胸背神經、脊髓神經後支、〈皮支〉胸神經後支、[血管] 肋間動脈背支

臨床 消化不良、食慾不振、胃部（消化器官）疾患、膽石症、黃疸、糖尿病、慢性鼻竇炎、眼科疾患等

字 義 意指陽明胃經的腧穴。經常顯現出胃部疾患引起的異常，是反應點也是治療點的重要經穴。

BL22 三焦俞

取 法 第1與第2腰椎棘突之間，懸樞（督脈）往外1.5寸處即是。

解剖 腰背腱膜、豎脊肌、〈肌支〉脊髓神經後支、〈皮支〉腰神經後支、[血管] 腰動脈背支

臨床 胃痙攣、消化不良、腸炎、腹瀉、膽石症、腎臟疾患、糖尿病、腰痛、月經不順等

字 義 意指少陽三焦經的腧穴。經常顯現出三焦相關疾患所引起的異常，是反應點也是治療點的重要經穴。

BL23 腎俞

取 法 第2與第3腰椎棘突之間，命門（督脈）往外1.5寸處即是。

解剖 腰背腱膜、豎脊肌、〈肌支〉脊髓神經後支、〈皮支〉腰神經後支、[血管] 腰動脈背支

臨床 泌尿器官疾患（腎炎、腎盂炎、膀胱炎等）、子宮內膜炎、不孕症等

字 義 意指少陰腎經的腧穴。經常顯現出腎臟疾患引起的異常，是反應點也是治療點的重要經穴。

BL24 氣海俞

取 法 第3與第4腰椎棘突之間往外1.5寸處即是。

解剖 腰背腱膜、豎脊肌、〈肌支〉脊髓神經後支、〈皮支〉腰神經後支、[血管] 腰動脈背支

臨床 腰痛、腸絞痛、痔疾、便祕、子宮疾患等

字 義 「氣」意為元氣、能源，「海」為廣大、匯聚，「俞」則是運送、注入之意。意指此經穴與任脈的氣海之間有聯繫，為元氣匯集之處。

大腸俞・關元俞・小腸俞・膀胱俞・中膂俞

小腸俞
與第1骶後孔等高，骶正中嵴往外1.5寸處。

關元俞
與第5腰椎（L5）棘突的下緣等高，後正中線往外1.5寸處。

大腸俞
與第4腰椎（L4）棘突的下緣等高，後正中線往外1.5寸處。

膀胱俞
與第2骶後孔等高，骶正中嵴往外1.5寸處。

腰部與骶骨部位背面

髂嵴間線（Jacoby Line）
左右髂嵴最高點的連線。與脊柱的交會點相當第4腰椎棘突。

髂嵴

腰陽關（督脈）

第1骶後孔

上髎（膀胱經）

次髎（膀胱經）

中髎（膀胱經）

骶正中嵴

L4
L5

1.5　0

尾骨

骶裂孔

中膂俞
與第3骶後孔等高，骶正中嵴往外1.5寸處。

BL25 大腸俞

取法 第4與第5腰椎棘突之間，腰陽關（督脈）往外1.5寸處即是。

解剖 腰背腱膜、豎脊肌、〈肌支〉脊髓神經後支、〈皮支〉腰神經後支、[血管] 腰動脈背支

臨床 腸炎、腹瀉、便祕、痔疾、腸管出血等大腸疾患、皮膚疾患、腰痛、坐骨神經痛等

字義 意指陽明大腸經的腧穴。經常顯現出大腸疾患引起的異常，是反應點也是治療點的重要經穴。

BL26 關元俞

取法 與第5腰椎棘突的下緣等高，骶正中嵴往外1.5寸處即是。

解剖 腰背腱膜、骶棘肌、〈肌支〉脊髓神經後支、〈皮支〉腰神經後支、[血管] 腰動脈背支

臨床 腰痛、腸部疾患、婦科（尤指子宮相關的）疾患等

字義 「關」意為隔間，「元」為匯聚處，「俞」則是運送、注入之意；此經穴與任脈的關元有聯繫，為先天與後天元氣匯集的重要反應點與治療點。

BL27 小腸俞

取法 與上髎等高，骶正中嵴往外1.5寸處即是。

解剖 腰背腱膜、骶棘肌、〈肌支〉脊髓神經後支、〈皮支〉臀中皮神經、[血管] 外薦動脈

臨床 類風濕性關節炎、腸部疾患、泌尿器官疾患、腰痛、坐骨神經痛、膝關節炎等下肢疾患、婦科疾患等

字義 意指太陽小腸經的腧穴。經常顯現出小腸疾患引起的異常，是反應點也是治療點的重要經穴。

BL28 膀胱俞

取法 與次髎等高，骶正中嵴往外1.5寸處即是。

解剖 腰背腱膜、臀大肌、骶棘肌、〈肌支〉臀下神經、脊髓神經後支、〈皮支〉臀中皮神經、[血管] 外薦動脈

臨床 膀胱疾患、腰痛、坐骨神經痛、腹瀉、便祕、子宮內膜炎等

字義 意指太陽膀胱經的腧穴。經常顯現出膀胱疾患引起的異常，是反應點也是治療點的重要經穴。

BL29 中膂俞

取法 與中髎等高，骶正中嵴往外1.5寸處即是。

解剖 臀大肌、〈肌支〉臀下神經、〈皮支〉臀中皮神經、[血管] 外薦動脈

臨床 腰痛、坐骨神經痛、腸絞痛、直腸炎、膀胱炎、糖尿病等

字義 「中」的意思為裡面，「膂」則有骨幹、支撐力氣之意。意指此經穴位於支撐脊柱的骶骨兩側的筋肉中。

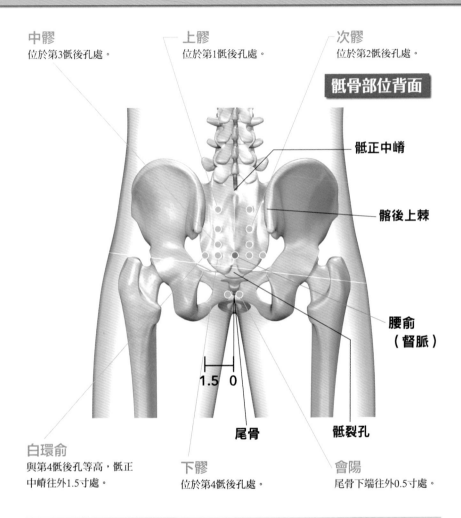

白環俞・上髎・次髎・中髎・下髎・會陽

中髎
位於第3骶後孔處。

上髎
位於第1骶後孔處。

次髎
位於第2骶後孔處。

骶骨部位背面

骶正中嵴

髂後上棘

腰俞
（督脈）

1.5　0

尾骨

骶裂孔

白環俞
與第4骶後孔等高，骶正
中嵴往外1.5寸處。

下髎
位於第4骶後孔處。

會陽
尾骨下端往外0.5寸處。

BL30 白環俞

取法　於股溝正上方摸到骶裂孔，從該凹陷處的腰俞
（督脈）往外1.5寸處即是。

解剖　臀大肌、〈肌支〉臀下神經、〈皮支〉臀中皮神經、[血管] 外薦
動脈

臨床　脊髓性痲痺引起的大小便不通、半身不遂、肛門痙攣、子宮內
膜炎等

字義　「白」意為明
白、明確，「環」為循環、圓
形環，「俞」則有注入、運送
等意。意指明顯凹陷呈環狀
的腧穴。

BL31 上髎

取　法　從次髎往上撫摸時，最先摸到的凹陷處即是。

解剖　腰背腱膜、骶棘肌、〈肌支〉脊髓神經後支、〈皮支〉臀中皮神經、[血管] 外薦動脈

臨床　腰痛、坐骨神經痛、類風濕性關節炎、膝關節炎、生殖器官疾患、痔疾、便祕等

字　義　「上」的意思為上方，「髎」則具有空地之意。意指此經穴位於八髎穴中最上方。

BL32 次髎

取　法　與髂後上棘的下緣等高，髂後上棘與骶正中嵴接近正中央處即是。

解剖　腰背腱膜、骶棘肌、〈肌支〉脊髓神經後支、〈皮支〉臀中皮神經、[血管] 外薦動脈

臨床　坐骨神經痛或麻痺、所有泌尿與生殖器官疾患、類風濕性關節炎、半身不遂、直腸炎、痔疾、脫肛等

字　義　意指此經穴位於上髎的下方。

BL33 中髎

取　法　從次髎往下撫摸時，最先摸到的凹陷處即是。

解剖　腰背腱膜、骶棘肌、〈肌支〉脊髓神經後支、〈皮支〉臀中皮神經、[血管] 外薦動脈

臨床　次髎的輔助穴；膀胱炎、直腸炎、痔疾、大腸炎引起的裏急後重（頻繁有急迫便意卻難解或解少）、痔疾痛等

字　義　意指此經穴位於次髎的下方。

BL34 下髎

取　法　從次髎往下撫摸時，手摸到的第二個凹陷處即是。與腰俞（督脈）等高，位於外側。

解剖　腰背腱膜、骶棘肌、〈肌支〉脊髓神經後支、〈皮支〉臀中皮神經、[血管] 外薦動脈

臨床　尿道炎、膀胱炎、痔疾、陰萎症、遺精症等

字　義　意指此經穴位於八髎穴中最下方。

BL35 會陽

取　法　尾骨下端往外0.5寸的凹陷處即是。

解剖　臀大肌、〈肌支〉臀下神經、〈皮支〉會陰神經（陰部神經分支）、[血管] 下直腸動脈

臨床　痔核、出血、脫肛等痔瘡疾患

字　義　「會」有會合之意，「陽」在這裡則是指督脈。意指此經穴位於膀胱經與督脈交會之處。

承扶・殷門・浮郄・委陽・委中・附分

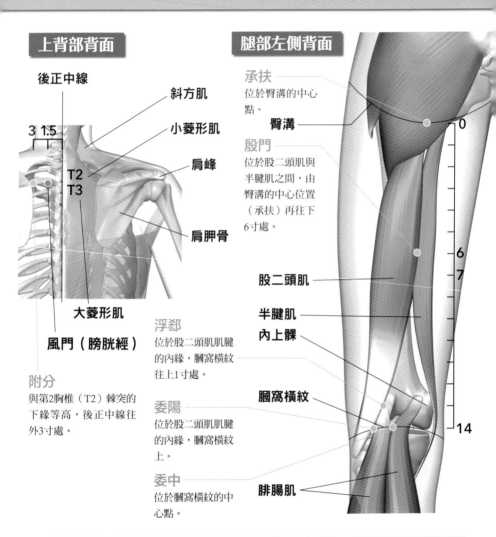

上背部背面

- 後正中線
- 斜方肌
- 小菱形肌
- 3　1.5
- 肩峰
- T2
- T3
- 肩胛骨
- 大菱形肌
- 風門（膀胱經）

附分
與第2胸椎（T2）棘突的下緣等高，後正中線往外3寸處。

腿部左側背面

承扶
位於臀溝的中心點。
- 臀溝

殷門
位於股二頭肌與半腱肌之間，由臀溝的中心位置（承扶）再往下6寸處。

- 股二頭肌
- 半腱肌
- 內上髁
- 膕窩橫紋
- 腓腸肌

浮郄
位於股二頭肌肌腱的內緣，膕窩橫紋往上1寸處。

委陽
位於股二頭肌肌腱的內緣，膕窩橫紋上。

委中
位於膕窩橫紋的中心點。

0
6
7
14

BL36 承扶

取　法　坐骨結節和大轉子的中線與臀溝交會之處即是。

解剖　臀大肌、股二頭肌長頭、〈肌支〉臀下神經、脛神經、〈皮支〉股後皮神經、[血管] 臀下動脈　※坐骨神經通過其深處

臨床　坐骨神經痛、髖關節炎、腰背痛等

字　義　「承」意為承接，「扶」則是幫助之意。意指此經穴主治大腿的疾患。

BL37 殷門

取法 承扶與委中的連線中央往上1寸、股二頭肌與半腱肌之間即是。

解剖 半腱肌、股二頭肌長頭、〈肌支〉脛神經、〈皮支〉股後皮神經、[血管] 穿通動脈 ※坐骨神經通過其深處

臨床 坐骨神經痛、大腿部位的炎症性疾患、腰背痛等

字義 「殷」意為盛大、中央、有反應,「門」則是出入的門戶之意。意指此穴位於大腿後側中央處,是經常有反應的經穴。

BL38 浮郄

取法 委陽往上1寸、股二頭肌肌腱內側緣即是。

解剖 股二頭肌長頭、股二頭肌短頭、〈肌支〉脛神經、腓總神經、〈皮支〉股後皮神經、[血管] 穿通動脈 ※腓總神經通過其深處

臨床 股外側皮神經痛、腓神經痛、膝關節炎等

字義 「浮」意為虛而不實之物,「郄」則是縫隙之意。意指此經穴位於縫隙處,顯示出虛的良好反應。

BL39 委陽

取法 膕窩橫紋上,股二頭肌肌腱內緣即是。

解剖 股二頭肌長頭、股二頭肌短頭、腓腸肌(外側頭)、〈皮支〉脛神經、腓總神經、〈皮支〉股後皮神經、[血管] 膝上外側動脈 ※腓總神經通過其深處

臨床 腓神經痛、膝關節炎、半身不遂等

字義 「委」意為交付、彎曲之意,這裡是指膕窩。此外,這裡的「陽」是用以表示外側,意指此經穴位於膕窩外側部位。

BL40 委中

取法 彎曲膝蓋時所形成的橫紋中央,膕動脈跳動處即是。

解剖 〈皮支〉股後皮神經、[血管] 膕動脈 ※脛神經通過其深處

臨床 腰背痛、坐骨神經痛、膝關節炎、類風濕性關節炎、鼻出血、頭痛、高血壓、腦溢血等

字義 「委」具有交付、彎曲之意,這裡是指膕窩。此外,「中」則為中央之意,意指此經穴位於膕窩中央處。

BL41 附分

取法 第2與第3胸椎棘突之間往外3寸處即是。

解剖 斜方肌、菱形肌、髂肋肌(肌腱)、〈肌支〉副神經、頸神經叢分支、背肩胛神經、脊髓神經後支、〈皮支〉胸神經後支、[血管] 頸橫動脈

臨床 肩背痛、上臂神經痛、感冒引起的脖頸僵硬等

字義 「附」意為接合、添加,「分」則有區分、分開之意。意指此經穴聯繫著小腸經,能反應並有效治療上肢疼痛。

魄戶・膏肓・神堂・譩譆・膈關

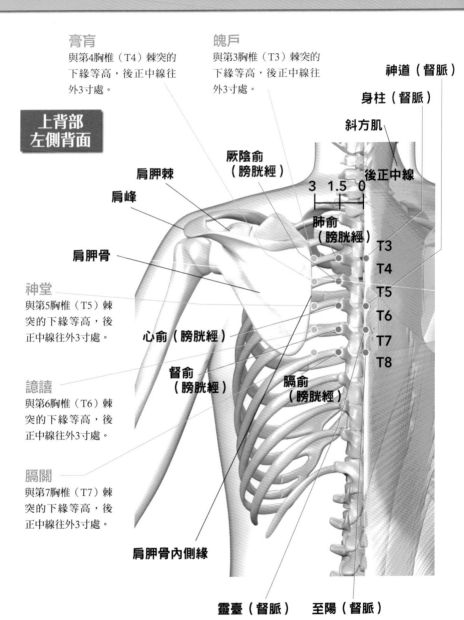

膏肓
與第4胸椎（T4）棘突的下緣等高，後正中線往外3寸處。

魄戶
與第3胸椎（T3）棘突的下緣等高，後正中線往外3寸處。

上背部左側背面

神道（督脈）

身柱（督脈）

斜方肌

厥陰俞（膀胱經）

後正中線

肩胛棘

肩峰

3　1.5　0

肺俞（膀胱經）

肩胛骨

T3

T4

神堂
與第5胸椎（T5）棘突的下緣等高，後正中線往外3寸處。

心俞（膀胱經）

T5

T6

T7

T8

譩譆
與第6胸椎（T6）棘突的下緣等高，後正中線往外3寸處。

督俞（膀胱經）

膈俞（膀胱經）

膈關
與第7胸椎（T7）棘突的下緣等高，後正中線往外3寸處。

肩胛骨內側緣

靈臺（督脈）　　至陽（督脈）

BL42 魄戶

取法 第3與第4胸椎棘突之間往外3寸處即是。

解剖 斜方肌、菱形肌、髂肋肌（肌腱）、〈肌支〉副神經、頸神經叢分支、背肩胛神經、脊髓神經後支、〈皮支〉胸神經後支、[血管] 頸橫動脈

臨床 肺尖炎、哮喘等呼吸器官疾患；肩背痛、泡性結膜炎等

字義 「魄」意為靈魂，在五行色體表的五神中歸屬於肺，表示肺的元氣；「戶」則具有出入的門戶之意。意指此經穴位於肺的元氣出入口處。

BL43 膏肓

取法 第4與第5胸椎棘突之間往外3寸處即是。

解剖 斜方肌、菱形肌、髂肋肌（肌腱）、〈肌支〉副神經、頸神經叢分支、背肩胛神經、脊髓神經後支、〈皮支〉胸神經後支、[血管] 頸橫動脈

臨床 呼吸器官疾患、心臟疾患、消化器官疾患、肋間神經痛、肩膀痠痛、五十肩等

字義 「膏」指的是油、肥胖、胸部下方、心臟下方部位，「肓」則是胸部與腹部之間的薄膜之意，指胸與心臟的下方部位，亦即橫膈膜上方的胸廓前半部，總括肺、心臟與膈膜的疾病。膏與肓之間是相當難以醫治的部位，因此患上不治之症時又稱為「病入膏肓」。

BL44 神堂

取法 第5與第6胸椎棘突之間往外3寸處即是。

解剖 斜方肌、菱形肌、髂肋肌（肌腱）、〈肌支〉副神經、頸神經叢分支、背肩胛神經、脊髓神經後支、〈皮支〉胸神經後支、[血管] 頸橫動脈

臨床 呼吸器官疾患、心臟疾患、消化器官疾患、肋間神經痛、肩膀痠痛、五十肩等

字義 「神」指的是精神、心智，在五行色體表的五神中歸屬於心；此外，「堂」則是人聚集的高樓之意。意指此經穴位於寄宿心臟的元氣聚集之處。

BL45 譩譆

取法 第6與第7胸椎棘突之間往外3寸處即是。

解剖 菱形肌、髂肋肌（肌腱）、〈肌支〉背肩胛神經、脊髓神經後支、〈皮支〉胸神經後支、[血管] 頸橫動脈深支 ※相當於聽診三角（背闊肌上緣、肩胛骨內側緣與斜方肌外側緣的三個邊結合而成的三角形）

臨床 肋間神經痛、腰痛、盜汗等

字義 「譩」意為打嗝，「譆」則有悲鳴、因痛苦而哀號之意。意指對此經穴進行治療的時候會打嗝，可消除疼痛或堵塞使身體變得舒暢。

BL46 膈關

取法 第7與第8胸椎棘突之間往外3寸處即是。

解剖 背闊肌、髂肋肌（肌腱）、〈肌支〉胸背神經、脊髓神經後支、〈皮支〉胸神經後支、[血管] 肋間動脈背支

臨床 消化器官疾患（食道狹窄、胃賁門部位的疾患、胃下垂等）

字義 「膈」意為橫膈膜或是胸膜，「關」則是隔間之意。意指此穴是用以治療噎膈（飲食物無法下嚥入胃的症狀與疾患）時的重要經穴。

魂門・陽綱・意舍・胃倉・肓門

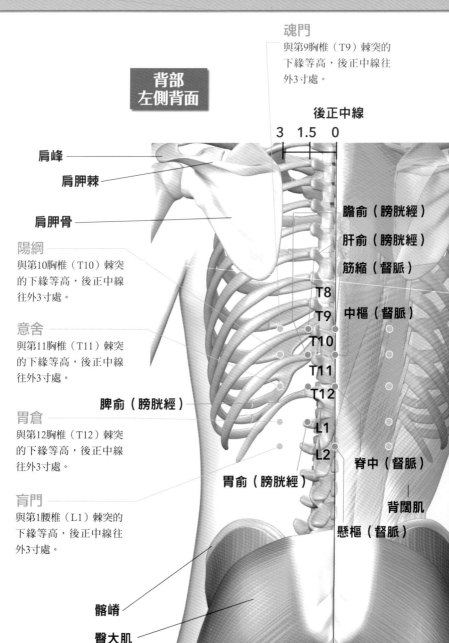

魂門
與第9胸椎（T9）棘突的
下緣等高，後正中線往
外3寸處。

背部
左側背面

後正中線

3　1.5　0

肩峰

肩胛棘

肩胛骨

膽俞（膀胱經）

肝俞（膀胱經）

筋縮（督脈）

陽綱
與第10胸椎（T10）棘突
的下緣等高，後正中線
往外3寸處。

T8

T9　中樞（督脈）

意舍
與第11胸椎（T11）棘突
的下緣等高，後正中線
往外3寸處。

T10

T11

脾俞（膀胱經）

T12

胃倉
與第12胸椎（T12）棘突
的下緣等高，後正中線
往外3寸處。

L1

L2　脊中（督脈）

肓門
與第1腰椎（L1）棘突的
下緣等高，後正中線往
外3寸處。

胃俞（膀胱經）

背闊肌

懸樞（督脈）

髂嵴

臀大肌

BL47 魂門

取法 第9與第10胸椎棘突之間往外3寸處即是。

解剖 背闊肌、髂肋肌（肌腱）、〈肌支〉胸背神經、脊髓神經後支、〈皮支〉胸神經後支、[血管] 肋間動脈背支

臨床 肋間神經痛、肝臟疾患等

字義 「魂」意為靈魂，在五行色體表的五神中歸屬於肝。「門」則具有出入口、進出肝臟的門戶之意。意指此穴是治療肝臟疾患時的相關經穴。

BL48 陽綱

取法 第10與第11胸椎棘突之間往外3寸處即是。

解剖 背闊肌、髂肋肌（肌腱）、〈肌支〉胸背神經、脊髓神經後支、〈皮支〉胸神經後支、[血管] 肋間動脈背支

臨床 肋間神經痛、肝臟疾患、胃痙攣、膽石症等

字義 「陽」是指陽的部位，「綱」則有粗繩、繫緊之意。意指此穴為膀胱經陽病的重要反應點與治療點（經穴）。

BL49 意舍

取法 第11與第12胸椎棘突之間往外3寸處即是。

解剖 背闊肌、髂肋肌（肌腱）、〈肌支〉胸背神經、脊髓神經後支、〈皮支〉胸神經後支、[血管] 肋間動脈背支

臨床 胃痙攣、胃潰瘍、腸胃炎、黃疸、膽石症等

字義 「意」意為想法，在五行色體表的五神中歸屬於脾；「舍」則是宿處、住宿之意。意指此穴為脾的元氣寄宿之所，是與脾臟疾患相關的經穴。

BL50 胃倉

取法 第12胸椎與第1腰椎棘突之間往外3寸處即是。

解剖 背闊肌、髂肋肌（肌腱）、〈肌支〉胸背神經、脊髓神經後支、〈皮支〉胸神經後支、[血管] 肋間動脈背支

臨床 胃痙攣、膽石症等消化器官的腹痛

字義 「胃」意為大倉庫，「倉」則是貯存穀物的建築之意。裝穀物的容器指的便是胃，意指此穴為主治胃部疾患的經穴。

BL51 肓門

取法 第1與第2腰椎棘突之間往外3寸處即是。

解剖 背闊肌、豎脊肌、〈肌支〉胸背神經、脊髓神經後支、〈皮支〉腰神經後支、[血管] 腰動脈背支

臨床 腸胃相關疾患（胃痙攣、胃炎、十二指腸潰瘍、便祕等）、腎臟疾患（腎炎）等

字義 「肓」指的是橫膈膜上方的薄膜，為施針或用藥效果較難到達之處，「門」則是出入口之意。意指此穴為顯現出橫膈膜上方疾患的反應點，亦為治療點的重要經穴。

志室・胞肓・秩邊・合陽・承筋

合陽
位於小腿後面的腓腸肌外側頭與內側頭之間，膕窩橫紋往下2寸處。

承筋
位於小腿後面的腓腸肌外側頭與內側頭之間，膕窩橫紋往下5寸處。

志室
與第2腰椎（L2）棘突的下緣等高，後正中線往外3寸處。

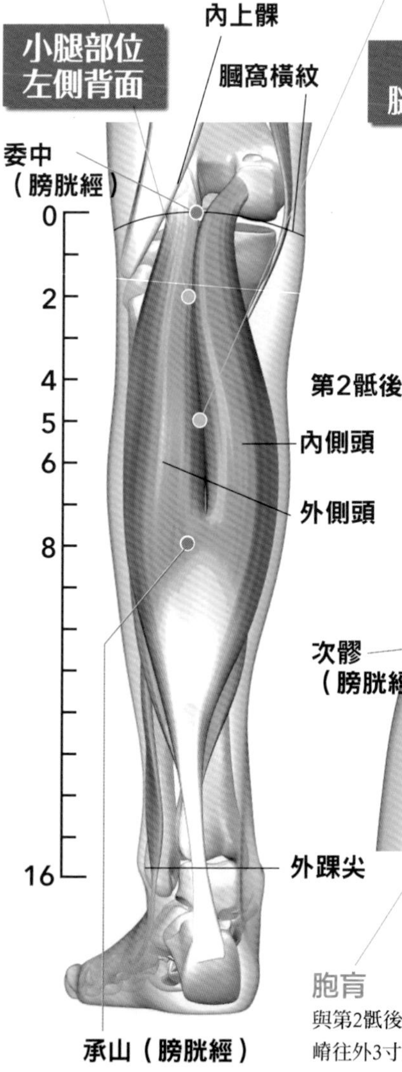

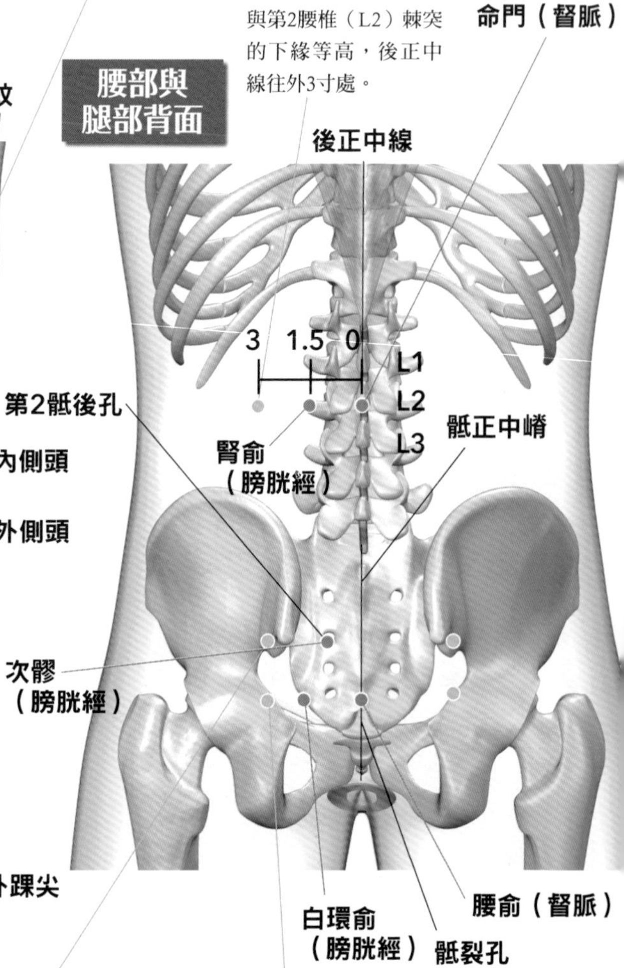

命門（督脈）

**小腿部位
左側背面**

內上髁

膕窩橫紋

**腰部與
腿部背面**

後正中線

委中
（膀胱經）

0

2

4

5

6

8

16

第2骶後孔

內側頭

外側頭

3　1.5　0

L1

L2

L3

腎俞
（膀胱經）

骶正中嵴

次髎
（膀胱經）

外踝尖

白環俞
（膀胱經）

骶裂孔

腰俞（督脈）

承山（膀胱經）

胞肓
與第2骶後孔等高，骶正中嵴往外3寸處。

秩邊
與第4骶後孔等高，骶正中嵴往外3寸處。

BL52 志室

取法 第2與第3腰椎棘突之間往外3寸處即是。

解剖 背闊肌、豎脊肌、〈肌支〉胸背神經、脊髓神經後支、〈皮支〉腰神經後支、[血管]腰動脈背支

臨床 腰痛、生殖器官疾患等

字義 「志」意為志向，在五行色體表的五神中歸屬於腎；「室」則是房間、住宿之意。意指此穴為腎臟元氣寄宿的重要經穴。

BL53 胞肓

取法 與次髎等高，骶正中嵴往外3寸處即是。

解剖 臀大肌、臀中肌、〈肌支〉臀下神經、臀上神經、〈皮支〉臀中皮神經、臀上皮神經、骶神經後支、[血管]臀上動脈、臀下動脈

臨床 腰痛、坐骨神經痛、臀上神經痛、尿滯留、便祕等

字義 「胞」意為子宮、精巢，「肓」則是重要之意。意指此穴能有效治療子宮或精巢疾患，為相當重要的經穴。

BL54 秩邊

取法 觸摸股溝正上方的骶裂孔，該凹陷處的腰俞（督脈）往外3寸處即是。

解剖 臀大肌、臀中肌、〈肌支〉臀下神經、臀上神經、〈皮支〉臀中皮神經、臀上皮神經、骶神經後支、[血管]臀上動脈、臀下動脈

臨床 直腸炎與裏急後重（頻繁有急迫便意卻難解或解少）、痔疾等

字義 「秩」意為累積、稻束堆疊的形狀，「邊」則有附近、旁邊之意。據說是因膀胱經迂迴於此經穴，左右經絡組合起來便形成如稻束往上堆疊般的形狀，故取此名。

BL55 合陽

取法 委中與承山的連線上，委中往下2寸處即是。

解剖 腓腸肌、〈肌支〉脛神經、〈皮支〉腓腸內側皮神經、[血管]脛後動脈

臨床 腰背痛、小腿痙攣、子宮出血、精巢炎等

字義 這是「陽」經「合」併之意，從秩邊下行的分支於此處合併至主經，此為經穴名稱之由來。

BL56 承筋

取法 委中與承山的連線中間往下1寸處即是。

解剖 腓腸肌、〈肌支〉脛神經、〈皮支〉腓腸內側皮神經、[血管]脛後動脈

臨床 小腿肚痙攣（抽筋）、腰背痛等

字義 「承」意為承接、接受，「筋」則是筋、肌肉之意。意指承接肌肉，亦即主治小腿肚痙攣（抽筋）的經穴。

承山・飛揚・跗陽・崑崙・僕參

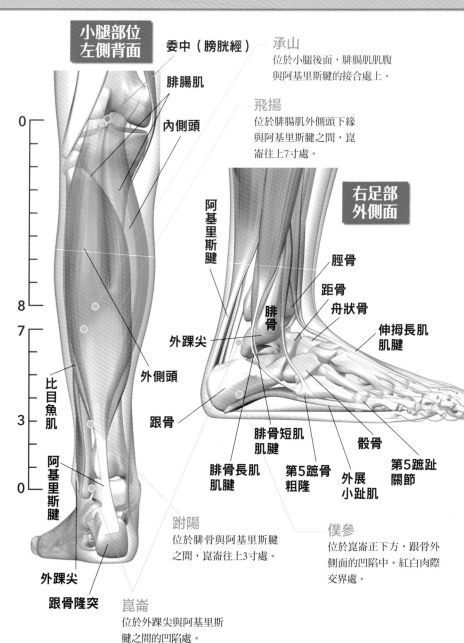

**小腿部位
左側背面**

委中（膀胱經）

腓腸肌

內側頭

承山
位於小腿後面，腓腸肌肌腹
與阿基里斯腱的接合處上。

飛揚
位於腓腸肌外側頭下緣
與阿基里斯腱之間，崑
崙往上7寸處。

**右足部
外側面**

阿基里斯腱

脛骨

距骨

舟狀骨

腓骨

伸拇長肌
肌腱

外踝尖

外側頭

比目魚肌

跟骨

阿基里斯腱

腓骨短肌
肌腱

骰骨

第5蹠趾
關節

第5蹠骨
粗隆

外展
小趾肌

腓骨長肌
肌腱

外踝尖

跟骨隆突

跗陽
位於腓骨與阿基里斯腱
之間，崑崙往上3寸處。

僕參
位於崑崙正下方，跟骨外
側面的凹陷中。紅白肉際
交界處。

崑崙
位於外踝尖與阿基里斯
腱之間的凹陷處。

128

BL57 承山

取法 沿阿基里斯腱後面往上撫摸時，手指停頓之處（委中往下8寸）即是。

解剖 腓腸肌、阿基里斯腱、〈肌支〉脛神經、〈皮支〉腓腸內側皮神經、[血管] 脛後動脈

臨床 脛神經痛、足跟痛、小腿肚痙攣（抽筋）等

字義 「承」意為承接，「山」在這裡是指腓腸肌的肌腹。意指此經穴位於腓腸肌隆起處的下方。

BL58 飛揚

取法 承山外側往下1寸、腓腸肌外側頭下緣與阿基里斯腱之間即是。

解剖 腓腸肌、比目魚肌、阿基里斯腱、〈肌支〉脛神經、〈皮支〉腓腸外側皮神經、[血管] 腓骨動脈

臨床 坐骨神經痛、腳氣病、暈眩、小兒痙攣等

字義 「飛」意為飛翔、跳躍、高的，「揚」則是膀胱經或小腿外側之意。膀胱主經從小腿的承山開始往上高起，而此經穴位於其外側部位，用以治療膀胱經的陽病。

BL59 跗陽

取法 崑崙往上3寸、腓骨短肌肌腱與阿基里斯腱之間即是。

解剖 腓骨短肌、比目魚肌、阿基里斯腱、〈肌支〉腓淺神經、脛神經、〈皮支〉腓腸神經、[血管] 腓骨動脈

臨床 坐骨神經痛、足關節炎及類風濕性關節炎、下肢痙攣或麻痺、足跟痛等

字義 「跗」意為土堆隆起的高處（這裡是指足背），「陽」則是指陽病。意指此經穴能有效治療足背的疾病。

BL60 崑崙

取法 外踝尖與阿基里斯腱之間的凹陷中即是。

解剖 阿基里斯腱、〈皮支〉腓腸神經、[血管] 腓骨動脈

臨床 坐骨神經痛、足關節炎及類風濕性關節炎、足背痛、腳氣病、雞鳴瀉（黎明氣溫降到最低、即雞啼叫之時所發生的腹瀉）等

字義 崑崙是指位於中國西方的靈山，這裡將腓骨比擬成崑崙山脈，而此經穴位於其山麓處之意。

BL61 僕參

取法 外踝尖後下方，跟骨隆突前下方，足背與足底交界處即是。

解剖 〈皮支〉跟骨外側支（腓腸神經分支）、[血管] 跟骨支（腓骨動脈分支）

臨床 腱鞘炎（阿基里斯腱）、足跟痛、足關節炎及類風濕性關節炎等

字義 「僕」意為僕人、遵從，「參」則是來訪、路徑之意。意指此經穴位於走訪崑崙的路徑上。

申脈・金門・京骨・束骨・足通谷・至陰

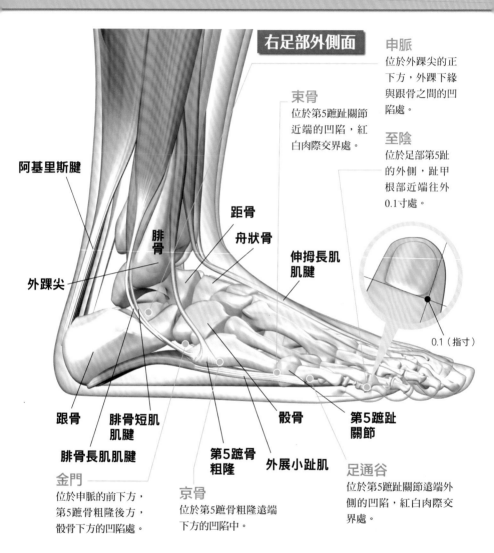

右足部外側面

申脈
位於外踝尖的正下方，外踝下緣與跟骨之間的凹陷處。

束骨
位於第5蹠趾關節近端的凹陷，紅白肉際交界處。

至陰
位於足部第5趾的外側，趾甲根部近端往外0.1寸處。

阿基里斯腱

距骨

腓骨

舟狀骨

伸拇長肌肌腱

外踝尖

0.1（指寸）

跟骨

腓骨短肌肌腱

骰骨

第5蹠趾關節

腓骨長肌肌腱

第5蹠骨粗隆

外展小趾肌

足通谷
位於第5蹠趾關節遠端外側的凹陷，紅白肉際交界處。

金門
位於申脈的前下方，第5蹠骨粗隆後方，骰骨下方的凹陷處。

京骨
位於第5蹠骨粗隆遠端下方的凹陷中。

BL62 申脈

取法 外踝尖正下方，腓骨長肌肌腱上緣即是。

解剖 腓骨長肌（肌腱）、腓骨短肌（肌腱）、〈肌支〉腓淺神經、〈皮支〉足背外側皮神經、[血管] 外踝動脈網（腓骨動脈分支）

臨床 足關節炎症、扭傷等

字義 「申」意為申訴、明確，「脈」則是經脈之意。意指此經穴位於外踝下方可清楚摸到動脈之處。

BL63 金門

取法 用手指沿跟骨外面下緣由後往前撫摸時，手指停頓之處即是。

解剖 腓骨長肌（肌腱）、腓骨短肌（肌腱）、〈肌支〉腓淺神經、〈皮支〉足背外側皮神經、[血管] 外踝動脈網（外蹠動脈分支）

臨床 頭痛、癲癇、脫腸、小腿肚痙攣（抽筋）、小兒痙攣、坐骨神經痛、足背痛等

字義 「金」意為重要，「門」則是出入口之意。意指此穴是膀胱經的郄穴，為急性症狀的重要反應點與治療點。

BL64 京骨

取法 第5蹠骨粗隆前緣，足背與足底皮膚交界之處即是。

解剖 外展小趾肌、〈肌支〉外蹠神經、〈皮支〉足背外側皮神經、[血管] 外蹠動脈分支

臨床 足背痛、足底痛等

字義 京骨意指現在的第5蹠骨。此穴則位於該部位，屬於原穴，是相當重要的經穴。

BL65 束骨

取法 用手指沿第5蹠骨外緣由後往前撫摸時，手指停頓之處即是。

解剖 外展小趾肌、腓骨短肌、〈肌支〉外蹠神經（脛神經）、腓淺神經、〈皮支〉足背外側皮神經（腓腸神經分支）、腓淺神經、[血管] 指背動脈

臨床 高血壓、腦溢血、眼瞼炎、鼻淚管阻塞、腰痛、腓神經痛、足部小趾麻痺等

字義 束骨這個經穴名稱的由來不明。然而此經穴又名為「刺骨」，意指在這部位的骨緣處施針可提高治療效果。

BL66 足通谷

取法 第5蹠趾關節遠端外側的凹陷處即是。

解剖 〈皮支〉足背外側皮神經（腓腸神經分支）、腓淺神經、[血管] 指背動脈

臨床 足部小趾麻痺等

字義 意指此經穴位於經脈流通之處。

BL67 至陰

取法 足部第5趾、趾甲外側邊緣垂直線與趾甲底部水平線的交會點即是。

解剖 〈皮支〉足背外側皮神經（腓腸神經分支）、[血管] 指背動脈

臨床 難產時所應用的知名灸穴。胎位不正（右方的至陰）、感冒引起的肋間神經痛或側胸痛、鼻塞、眼睛充血等

字義 「至」意為到達，「陰」則是指少陰腎經。意指脈氣從此穴開始分流，通抵少陰腎經的湧泉。

8 足少陰腎經

承接膀胱經的脈氣,起於足部第5趾下方,通過腳掌,從內踝沿小腿後方內側上行,進入膕窩內側端(陰谷穴)。再沿大腿內側上行,交會於長強穴,行至恥骨上緣,經腹部上行,從肓俞穴歸屬於腎,往下至關元穴,於中極穴絡於膀胱。一條支脈從腎沿腹部正中線旁上行,穿過肝與橫膈膜後進入肺,經氣管與喉頭後行至舌根。另一支則從肺分出,絡於心臟後流注胸中。

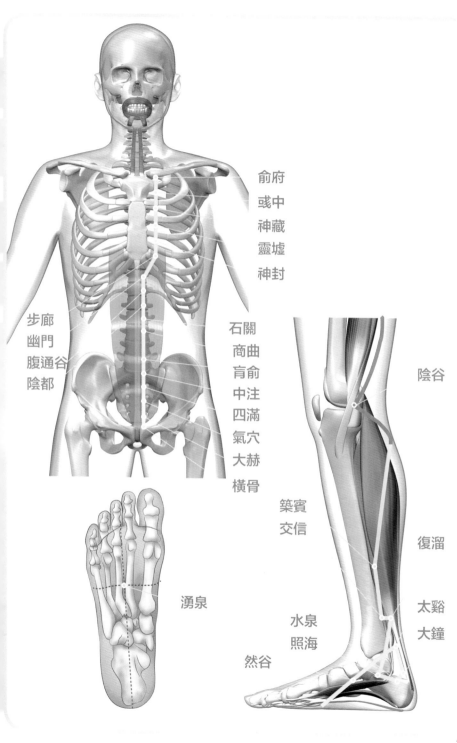

俞府
彧中
神藏
靈墟
神封

步廊
幽門
腹通谷
陰都

石關
商曲
肓俞
中注
四滿
氣穴
大赫
橫骨

築賓
交信

湧泉

水泉
照海

然谷

陰谷

復溜

太谿
大鐘

湧泉・然谷・太谿・大鐘・水泉・照海

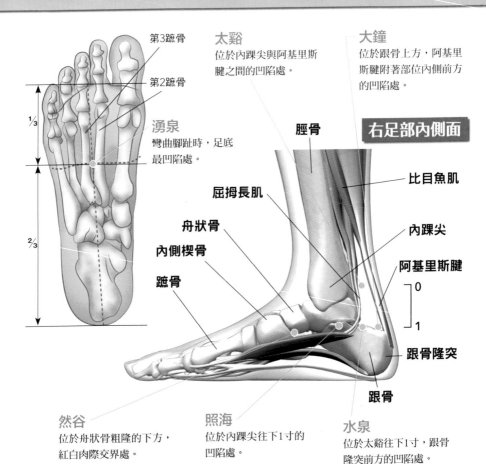

第3蹠骨

第2蹠骨

1/3

2/3

太谿
位於內踝尖與阿基里斯腱之間的凹陷處。

大鐘
位於跟骨上方，阿基里斯腱附著部位內側前方的凹陷處。

湧泉
彎曲腳趾時，足底最凹陷處。

脛骨

右足部內側面

屈拇長肌

舟狀骨

內側楔骨

蹠骨

比目魚肌

內踝尖

阿基里斯腱

0

1

跟骨隆突

跟骨

然谷
位於舟狀骨粗隆的下方，紅白肉際交界處。

照海
位於內踝尖往下1寸的凹陷處。

水泉
位於太谿往下1寸，跟骨隆突前方的凹陷處。

KI1 湧泉

取 法　彎曲腳趾時，足底部第2與第3趾之間的趾縫與腳跟連線上，距離趾縫1/3處即是。

解剖　足底筋膜、屈趾短肌、〈肌支〉足底內側神經、〈皮支〉足底內側神經、[血管] 蹠動脈

臨床　腎臟疾患（急性與慢性腎炎、浮腫）、心臟疾患、動脈硬化、高血壓、暈眩、扁桃腺炎、下肢麻痺、足底痛、生殖器官疾患引起的下腹部發冷發熱或腫塊等

字 義　「湧」意為湧出、水自然湧現等，「泉」則是泉水、水源等意，因此此經穴位於腎經脈氣湧現的源頭處。

KI2 然谷

取　法 內踝前下方，舟狀骨尖起部位的下面，與內側楔骨之間的凹陷處即是。

解剖 脛骨後肌（肌腱）、外展拇肌、〈肌支〉脛神經、足底內側神經、〈皮支〉足底內側神經、[血管] 足底內側動脈

臨床 咽喉痛、扁桃腺炎、膀胱炎、足底痛等

字　義 「然」具有燃燒、火烤之意，然骨即指舟狀骨。「谷」則是山谷、山坳之意。可見此經穴位於舟狀骨附近，旺盛經氣匯聚之所，亦即滎穴。

KI3 太谿

取　法 內踝尖與阿基里斯腱之間，脛後動脈跳動處即是。

解剖 屈趾長肌（肌腱）、阿基里斯腱、〈肌支〉脛神經、〈皮支〉隱神經、[血管] 脛後動脈

臨床 腎炎、腎萎縮等腎臟疾患、扁桃腺炎、中耳炎、足關節炎及類風濕性關節炎等

字　義 「太」的意思為粗的、重要，「谿」則是細長谷川、凹陷、路徑之意。意指腎經的脈氣匯聚於這個地方，屬於原穴，是相當重要的經穴。

KI4 大鐘

取　法 太谿的下方、跟骨上緣，阿基里斯腱前方凹陷處即是。

解剖 阿基里斯腱、〈皮支〉隱神經、[血管] 脛後動脈

臨床 咽喉痛、腰痛、脛神經痛等

字　義 大鐘這個經穴名稱的由來不明，「大」意為大的、重要，「鐘」則有鐘、發出聲響之意，因此可推測出這意味著若將內踝或跟骨比擬為吊鐘，則此穴是位於其附近的重要經穴。

KI5 水泉

取　法 太谿下方延伸線與照海後方延伸線的交會處，跟骨隆突前方的凹陷處即是。

解剖 〈皮支〉隱神經、跟骨內側支（脛神經分支）、[血管] 跟骨支（脛後動脈分支）

臨床 月經不順、子宮痙攣或出血等婦科疾患、膀胱痙攣、跟骨痛等

字　義 「水」指的是水，在五行色體表的五行中歸屬於腎。「泉」則是泉水、水源之意，由穴名可知此經穴為腎經經脈之源，也是腎經疾病的反應點與治療點，顯示出郄穴的重要性。

KI6 照海

取　法 內踝尖往下1寸、跟骨上緣的凹陷處即是。

解剖 脛骨後肌（肌腱）、屈趾長肌（肌腱）、〈肌支〉脛神經、〈皮支〉隱神經、[血管] 脛後動脈

臨床 婦科疾患（尤指月經不順、子宮內膜炎）等

字　義 「照」意為照耀、明亮，「海」則是又多又廣、齊聚一堂之意。意指此穴為許多腎經疾病中的邪氣匯聚之所。

復溜・交信・築賓・陰谷・橫骨・大赫

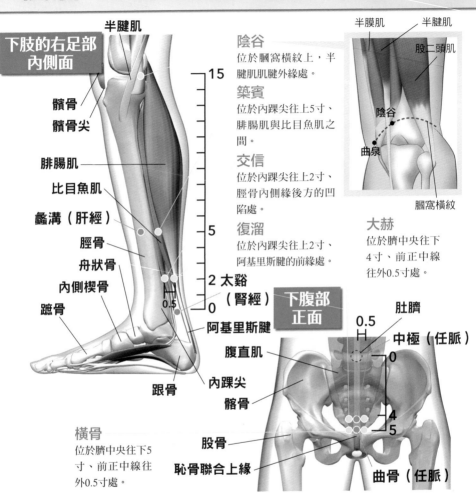

下肢的右足部內側面

半腱肌
髕骨
髕骨尖
腓腸肌
比目魚肌
蠡溝（肝經）
脛骨
舟狀骨
內側楔骨
蹠骨

陰谷
位於膕窩橫紋上，半腱肌肌腱外緣處。

築賓
位於內踝尖往上5寸、腓腸肌與比目魚肌之間。

交信
位於內踝尖往上2寸、脛骨內側緣後方的凹陷處。

復溜
位於內踝尖往上2寸、阿基里斯腱的前緣處。

太谿（腎經）
阿基里斯腱
腹直肌
內踝尖
髂骨
跟骨

半膜肌　半腱肌
股二頭肌
陰谷
曲泉
膕窩橫紋

大赫
位於臍中央往下4寸、前正中線往外0.5寸處。

下腹部正面

肚臍
中極（任脈）
股骨
恥骨聯合上緣
曲骨（任脈）

橫骨
位於臍中央往下5寸、前正中線往外0.5寸處。

取法 太谿往上2寸、阿基里斯腱與屈趾長肌之間即是。與交信等高，往後0.5寸處。

解剖 屈拇長肌、屈趾長肌、比目魚肌、阿基里斯腱、〈肌支〉脛神經、〈皮支〉隱神經、[血管]脛後動脈

臨床 腎虛症（尤指婦人病、精力衰退等生殖器官疾患或泌尿器官疾患）、心臟疾患、高血壓、腦血管疾患、腰痛、腳氣病、耳鼻科疾患等

字義 「復」意為重疊，「溜」則有累積等意。意指此經穴為腎經病變中的邪氣互相交疊，並且滯留的反應點。

136

KI8 交信

取 法 復溜與脛骨內後緣之間即是。與復溜等高，往前0.5寸處。

解剖 脛骨後肌、屈趾長肌、〈肌支〉脛神經、〈皮支〉隱神經、[血管]脛後動脈

臨床 腎虛症（尤指婦人病、精力衰退等生殖器官疾患或泌尿器官疾患）、心臟疾患、高血壓、腦血管疾患、腰痛、腳氣病、耳鼻科疾患等

字 義 「交」指的是交叉、來往、互換，「信」則是誠信、來訪、音信等意。意指腎經與奇經的陰蹻脈於此處交叉，為脈氣到來造訪的經穴。

KI9 築賓

取 法 太谿（腎經）與陰谷的連線上，距離太谿1/3處，腓腸肌與比目魚肌之間即是。與蠡溝（肝經）等高。

解剖 比目魚肌、腓腸肌、阿基里斯腱、〈肌支〉脛神經、〈皮支〉隱神經、[血管]脛後動脈

臨床 解毒、腓腸肌痙攣、腳氣病等

字 義 「築」指的是建築、用杵蘗土加以鞏固，「賓」則是敬為貴賓、引導等意。意指此經穴在腓腸肌的肌肉縫隙之間導引腎經的經脈。

KI10 陰谷

取 法 彎曲膝蓋時所形成的膕窩橫紋上，半腱肌肌腱外側邊緣即是。

解剖 半腱肌（肌腱）、半膜肌（肌腱）、腓腸肌（內側頭）、〈肌支〉脛神經、〈皮支〉隱神經、[血管]膝下內動脈

臨床 生殖器官疾患（尤指出血引起的下腹疼痛）、膝關節炎及類風濕性關節炎等

字 義 「陰」意為陰處，這裡是指陰經、陰病，「谷」則具有山谷、山坳之意。意指此經穴位於膝關節後方內側部位，經常反應陰經的疾病。

KI11 橫骨

取 法 恥骨聯合上緣的中心點，曲骨（任脈）外側0.5寸處即是。

解剖 錐狀肌、腹直肌、〈肌支〉肋間神經、〈皮支〉髂下腹神經（前皮支）、髂腹股溝神經、[血管]淺腹壁動脈、下腹壁動脈

臨床 泌尿器官疾患、生殖器官疾患等

字 義 「橫」意為旁邊，「骨」則是骨頭之意。橫骨即為現在的恥骨，意指此經穴位於該處附近。

KI12 大赫

取 法 曲骨往上1寸、中極（任脈）外側0.5寸處即是。

解剖 腹直肌、〈肌支〉肋間神經、〈皮支〉髂下腹神經（前皮支）、[血管]淺腹壁動脈、下腹壁動脈

臨床 泌尿器官疾患、生殖器官疾患等

字 義 大赫這個經穴名稱的由來不明，「大」的意思為大的、重要，「赫」則是紅色、閃耀、火燃燒起來之意。推測意指此穴為經氣旺盛的重要經穴。

氣穴・四滿・中注・肓俞・商曲

肓俞
位於臍中央往外0.5寸處。

商曲
位於臍中央往上2寸、前
正中線往外0.5寸處。

中庭（任脈）

腹部正面

中注
位於臍中央往下
1寸、前正中線
往外0.5寸處。

0.5

胸骨體下端

下脘（任脈）

神闕（任脈）

四滿
位於臍中央往下
2寸、前正中線
往外0.5寸處。

陰交（任脈）

石門（任脈）

臍中央

腹直肌

髂骨

2
0
1
2
3

關元（任脈）

氣穴
位於臍中央往下3
寸、前正中線往外
0.5寸處。

股骨

恥骨聯合上緣

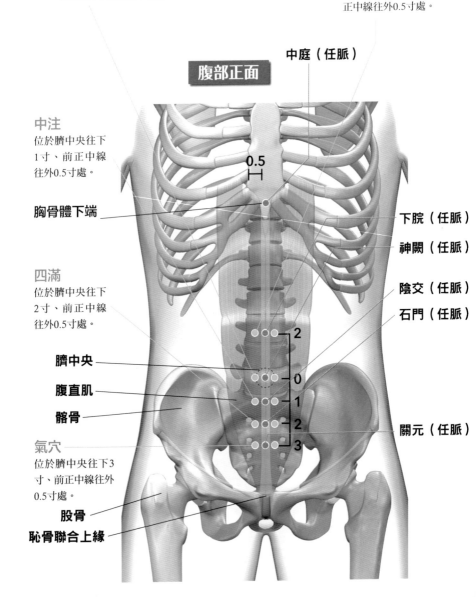

KI13 氣穴

取法 臍中央往下3寸、關元（任脈）往外0.5寸處即是。

解剖 腹直肌、〈肌支〉肋間神經、〈皮支〉肋間神經（前皮支）、髂下腹神經（前皮支）、[血管] 淺腹壁動脈、下腹壁動脈

臨床 婦科疾患（尤指子宮肌瘤、月經不順）、腎炎、膀胱麻痺、腰背痛等

字義 「氣」意為元氣、能源，「穴」則是洞孔、入口之意，意指產生元氣之所。此穴又稱之為「胞門」、「子戶」，兩者皆指子宮，表示此經穴能夠有效治療子宮疾病。

KI14 四滿

取法 臍中央往下2寸、石門（任脈）往外0.5寸處即是。

解剖 腹直肌、〈肌支〉肋間神經、〈皮支〉肋間神經（前皮支）、[血管] 淺腹壁動脈、下腹壁動脈

臨床 慢性腎炎、腹部發冷、月經不順等

字義 「四」的意思為四方、周遭、初陰（陰數之始），「滿」則是充滿、發生、患病等意。意指此經穴能有效治療陰經病所引起的腹脹症狀。

KI15 中注

取法 臍中央往下1寸、陰交（任脈）往外0.5寸處即是。

解剖 腹直肌、〈肌支〉肋間神經、〈皮支〉肋間神經（前皮支）、[血管] 淺腹壁動脈、下腹壁動脈

臨床 腸絞痛、慢性腸炎、消化不良、腰痛等

字義 「中」意為裡面、命中，「注」則是注入之意。意指經脈流注其中並循行於腎。

KI16 肓俞

取法 臍中央、神闕（任脈）往外0.5寸處即是。

解剖 腹直肌、〈肌支〉肋間神經、〈皮支〉肋間神經（前皮支）、[血管] 淺腹壁動脈、下腹壁動脈、上腹壁動脈

臨床 腎臟疾患、糖尿病、慢性腹瀉、便祕等

字義 「肓」指的是橫膈膜上方的薄膜，為施針或用藥效果較難到達之處，「俞」則具有注入、修正之意。意指此經穴位於經脈注入肓中之處。

KI17 商曲

取法 臍中央往上2寸、下脘（任脈）往外0.5寸處即是。

解剖 腹直肌、〈肌支〉肋間神經、〈皮支〉肋間神經（前皮支）、[血管] 肋間動脈、上腹壁動脈

臨床 腹痛、胃痙攣等

字義 「商」具有買賣之意，在五行色體表的五音中歸屬於肺，而「曲」則有轉彎之意。換言之，腎經的經脈從此經穴進入腹中，循行於腎，隨後則轉彎歸屬於肺。

石關・陰都・腹通谷・幽門・步廊

腹通谷
位於臍中央往上5寸、前正中線往外0.5寸處。

陰都
位於臍中央往上4寸、前正中線往外0.5寸處。

步廊
位於第5與第6肋骨之間、前正中線往外2寸處。

幽門
位於臍中央往上6寸、前正中線往外0.5寸處。

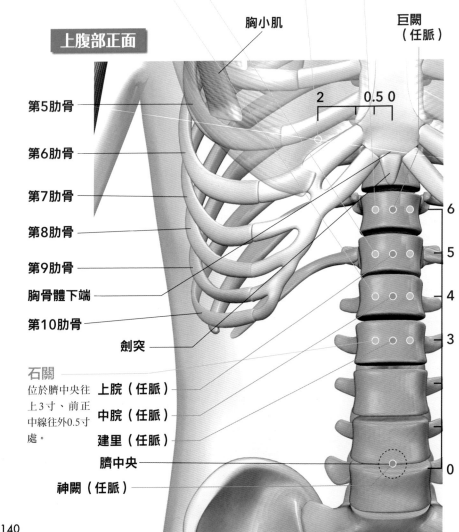

胸小肌

巨闕（任脈）

上腹部正面

第5肋骨

第6肋骨

第7肋骨

第8肋骨

第9肋骨

胸骨體下端

第10肋骨

劍突

2　　0.5　0

6

5

4

3

石關
位於臍中央往上3寸、前正中線往外0.5寸處。

上脘（任脈）

中脘（任脈）

建里（任脈）

臍中央

神闕（任脈）

0

KI18 石關

取法 臍中央往上3寸、建里（任脈）往外0.5寸處即是。

解剖 腹直肌、〈肌支〉肋間神經、〈皮支〉肋間神經（前皮支）、[血管] 肋間動脈、上腹壁動脈

臨床 腹痛、胃痙攣等

字義 「石」意為石頭、硬的，「關」則有關口、門門、隔間等意。石關這個經穴名稱的由來不明。

KI19 陰都

取法 臍中央往上4寸、中脘（任脈）往外0.5寸處即是。

解剖 腹直肌、〈肌支〉肋間神經、〈皮支〉肋間神經（前皮支）、[血管] 肋間動脈、上腹壁動脈

臨床 胃炎或胃潰瘍等胃部疾患、哮喘、咳嗽、肝炎等

字義 「陰」意為陰經，「都」則是都市、人多聚集地之意。意指此經穴為陰氣大量匯集的反應點與治療點，是腎經中的要穴。

KI20 腹通谷

取法 臍中央往上5寸、上脘（任脈）往外0.5寸處即是。

解剖 腹直肌、〈肌支〉肋間神經、〈皮支〉肋間神經（前皮支）、[血管] 肋間動脈、上腹壁動脈

臨床 胃炎或胃潰瘍等胃部疾患、哮喘、咳嗽、肝炎等

字義 「通」意為通過，「谷」則是山谷、山坳之意。中國自古以來的醫書中有言「谷氣通於脾」，由此可知此經穴為治療脾胃疾患的要穴，已成水穀必經之路。

KI21 幽門

取法 臍中央往上6寸、巨闕（任脈）往外0.5寸處即是。

解剖 腹直肌、〈肌支〉肋間神經、〈皮支〉肋間神經（前皮支）、[血管] 肋間動脈、上腹壁動脈

臨床 胃部疾患（嘔吐、腹脹）、咳嗽、肋間神經痛等

字義 「幽」的意思為微弱、昏暗，「門」則是入口之意。是能有效治療胃部疾患的經穴；若從解剖學的角度來看，此處為胃連結至腸的部位，故此穴被視為一道小門，也就是通往胸腔的門戶。

KI22 步廊

取法 第5肋間、前正中線往外2寸處即是。

解剖 胸大肌、肋間肌、〈肌支〉內外側胸肌神經、肋間神經、〈皮支〉肋間神經（前皮支）、[血管] 胸肩峰動脈、內胸動脈

臨床 心臟疾患（狹心症、心內膜炎、心包膜炎等）、肺與支氣管疾患、肋間神經痛等

字義 「步」指的是步行、事物的發展，「廊」則是走廊、迴廊之意，這裡意指此穴為胸部腎經的經脈從腹部連結至胸部，並沿著胸骨側緣上行時第一個經過的經穴。

神封・靈墟・神藏・彧中・俞府

彧中
位於第1與第2肋骨之間，
前正中線往外2寸處。

俞府
位於鎖骨下緣、前正中
線往外2寸處。

神藏
位於第2與第3肋骨
之間，前正中線往
外2寸處。

胸部正面

鎖骨

2　　0

肩峰

胸大肌

胸骨

第1肋骨

**華蓋
（任脈）**

第2肋骨

**紫宮
（任脈）**

第3肋骨

**玉堂
（任脈）**

第4肋骨

**膻中
（任脈）**

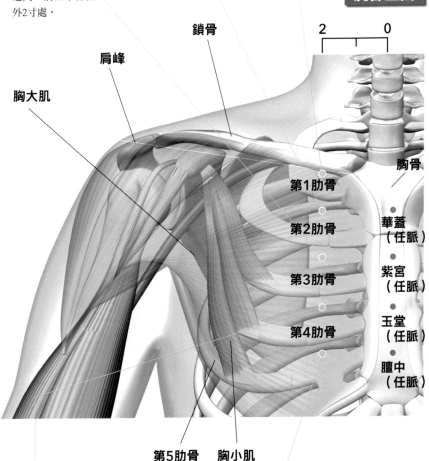

第5肋骨　　胸小肌

靈墟
位於第3與第4肋骨之間，
前正中線往外2寸處。

神封
位於第4與第5肋骨之間，
前正中線往外2寸處。

KI23 神封

取法 第4肋間、胸骨前面正中線，膻中（任脈）往外2寸處即是。

解剖 胸大肌、肋間肌、〈肌支〉內外側胸肌神經、肋間神經、〈皮支〉肋間神經（前皮支）、[血管] 胸肩峰動脈、內胸動脈

臨床 心臟疾患（狹心症、心內膜炎、心包膜炎等）、肺與支氣管疾患、肋間神經痛等

字義 「神」有天地之神、靈魂、精神、心靈等意，在五行色體表的五神中歸屬於心。「封」則有領土、隔間、疆界、封閉等意。上述這些都意指此經穴位於心臟部位。

KI24 靈墟

取法 第3肋間、胸骨前面正中線，玉堂（任脈）往外2寸處即是。

解剖 胸大肌、肋間肌、〈肌支〉內外側胸肌神經、肋間神經、〈皮支〉肋間神經（前皮支）、[血管] 胸肩峰動脈、內胸動脈

臨床 心臟疾患（狹心症、心內膜炎、心包膜炎等）、肺與支氣管疾患、肋間神經痛等

字義 「靈」指的是靈魂、神靈，「墟」則表示廢墟、大山丘、祭祀神佛的大山丘，心臟之意。意指此經穴位於心臟部位。

KI25 神藏

取法 第2肋間、胸骨前面正中線，紫宮（任脈）往外2寸處即是。

解剖 胸大肌、肋間肌、〈肌支〉內外側胸肌神經、肋間神經、〈皮支〉肋間神經（前皮支）、[血管] 胸肩峰動脈、內胸動脈

臨床 心臟疾患（狹心症、心內膜炎、心包膜炎等）、肺與支氣管疾患、肋間神經痛等

字義 「神」和神封一樣是指心臟，「藏」則是倉庫、隱藏、遮蓋之意。意指貯存精神之處，簡言之即指位於心臟部位的經穴。

KI26 彧中

取法 第1肋間、胸骨前面正中線，華蓋（任脈）往外2寸處即是。

解剖 頸闊肌、胸大肌、肋間肌、〈肌支〉顏面神經（頸支）、內外側胸肌神經、肋間神經、〈皮支〉鎖骨上神經、肋間神經（前皮支）、[血管] 胸肩峰動脈、內胸動脈

臨床 咽喉炎、哮喘、支氣管炎等呼吸器官疾患；肋間神經痛等

字義 「彧」指的是斜紋、刷子、用毛筆畫線時毛之間的縫隙，引申為表示肋骨的形狀。「中」則表示裡面、命中之意。意指此經穴位於肋骨之中，即肋間處。

KI27 俞府

取法 前正中線往外2寸、鎖骨下緣處即是。

解剖 頸闊肌、胸大肌、鎖骨下肌、〈肌支〉顏面神經（頸支）、內外側胸肌神經、鎖骨下肌神經、〈皮支〉鎖骨上神經、[血管] 胸肩峰動脈、內胸動脈

臨床 咽喉炎、哮喘、支氣管炎等呼吸器官疾患；肋間神經痛、甲狀腺腫大等

字義 「俞」具有罐子、注入、修正之意，「府」則是人或物匯聚之所。意指此經穴為腎經的脈氣大量流注匯集之所。

9 手厥陰心包經

承接胃經的脈氣，起於胸中並歸屬於心包，下行經過橫膈膜之後進入腹中，於上脘穴、中脘穴與氣海穴部位絡於三焦。另一支則從胸中分出，行經天池穴，通過上臂前面至前臂前面，經過手掌後終止於中指末端中央。

天池・天泉・曲澤・郄門・間使 ➡P.146
內關・大陵・勞宮・中衝 ➡P.148

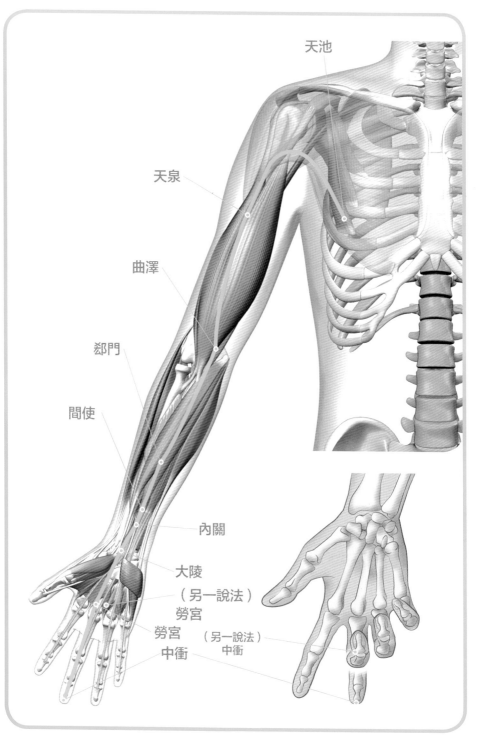

天池

天泉

曲澤

郄門

間使

內關

大陵

（另一說法）
勞宮

勞宮

中衝

（另一說法）
中衝

天池・天泉・曲澤・郄門・間使

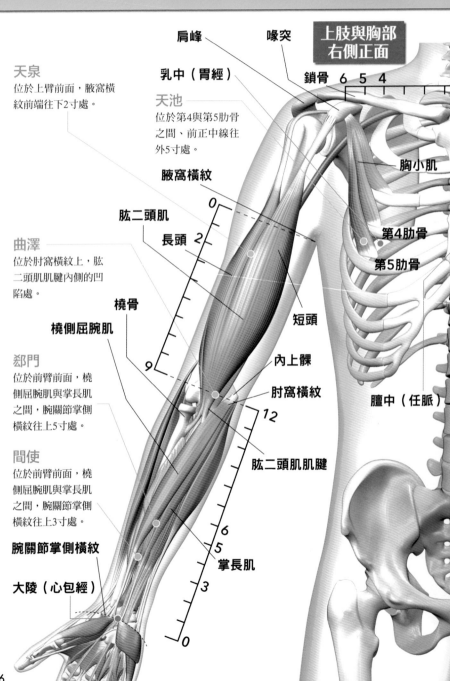

天泉
位於上臂前面，腋窩橫紋前端往下2寸處。

曲澤
位於肘窩橫紋上，肱二頭肌肌腱內側的凹陷處。

郄門
位於前臂前面，橈側屈腕肌與掌長肌之間，腕關節掌側橫紋往上5寸處。

間使
位於前臂前面，橈側屈腕肌與掌長肌之間，腕關節掌側橫紋往上3寸處。

肩峰
喙突
**上肢與胸部
右側正面**
乳中（胃經）
鎖骨　6 5 4
天池
位於第4與第5肋骨之間、前正中線往外5寸處。
胸小肌
腋窩橫紋
肱二頭肌
長頭
第4肋骨
第5肋骨
橈骨
橈側屈腕肌
短頭
內上髁
肘窩橫紋
膻中（任脈）
肱二頭肌肌腱
腕關節掌側橫紋
掌長肌
大陵（心包經）

PC1 天池

取法 乳頭[乳中（胃經）]往外1寸、第4肋間處即是。

解剖 胸大肌、胸小肌、肋間肌、〈肌支〉內外側胸肌神經、肋間神經、〈皮支〉肋間神經（外側皮支）、[血管] 胸肩峰動脈、胸外側動脈、肋間動脈

臨床 支氣管炎、胸肌痛、肋間神經痛等

字義 「天」指的是萬物主宰者「神」，而神寄宿於心臟，因此這裡是指心包經。「池」則是累積、鑿地蓄水處之意。意指此經穴有心包經的脈氣匯集。

PC2 天泉

取法 腋窩橫紋前端往下2寸、肱二頭肌長頭與短頭的肌溝中即是。

解剖 肱二頭肌、〈肌支〉肌皮神經、〈皮支〉上臂內外側皮神經、[血管] 肱動脈

臨床 正中神經痛，心臟、肺與支氣管疾患引起的胸痛等

字義 「天」與天池一樣都是指心包經，「泉」則是自地中湧出的水、水源之意。意指此經穴位於心包經脈氣湧現之源的附近。

PC3 曲澤

取法 彎曲手肘，肱二頭肌用力時浮出的肌腱內側凹陷處即是。

解剖 肱二頭肌（肌腱）、肱肌、〈肌支〉肌皮神經、〈皮支〉前臂內側皮神經、[血管] 肱動脈

臨床 咳嗽、肘關節炎及類風濕性關節炎、上臂神經痛、心臟疾患等

字義 「曲」有彎曲之意，這裡特指肘關節的前面；「澤」指的是積水不深之處。意指此穴為肘關節前面的脈氣大量匯聚的反應點與治療點。

PC4 郄門

取法 曲澤與大陵（心包經）中間往下1寸、橈側屈腕肌與掌長肌之間即是。

解剖 橈側屈腕肌、掌長肌、屈指淺肌、〈肌支〉正中神經、〈皮支〉前臂內外側皮神經、[血管] 前骨間動脈

臨床 咳血、心臟疾患、類風濕性關節炎、手指麻痺、背痛、腳氣病等

字義 「郄」意為縫隙、激烈，「門」則是出入口之意。意指此經穴為心包經的急性病、心悸亢進、咳血等的反應點與治療點。

PC5 間使

取法 從大陵（心包經）朝曲澤的方向往上3寸、橈側屈腕肌肌腱與掌長肌肌腱之間即是。

解剖 橈側屈腕肌、掌長肌（肌腱）、屈指淺肌、〈肌支〉正中神經、〈皮支〉前臂內外側皮神經、[血管] 前骨間動脈

臨床 狹心症、手麻痺等

字義 「間」指的是之間、縫隙、裡面、中央，「使」則是使用、採用、接受命令從事某事之意。意指此經穴位於前臂前面接近中央、使用手指時會隨著移動的筋肉之間。

內關・大陵・勞宮・中衝

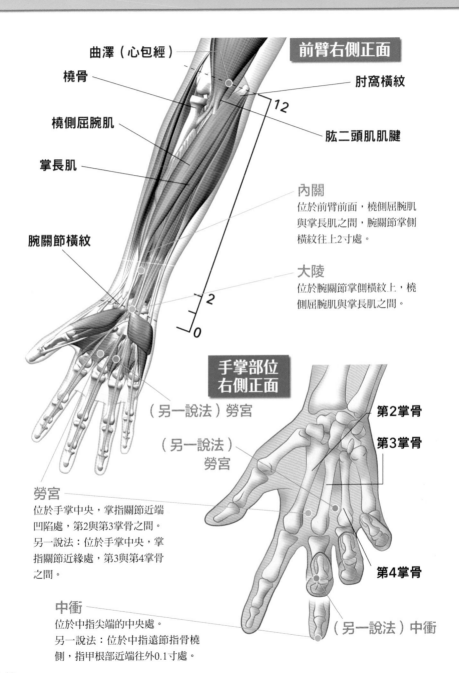

前臂右側正面

曲澤（心包經）

橈骨

橈側屈腕肌

掌長肌

腕關節橫紋

肘窩橫紋

肱二頭肌肌腱

12

2

0

內關
位於前臂前面，橈側屈腕肌
與掌長肌之間，腕關節掌側
橫紋往上2寸處。

大陵
位於腕關節掌側橫紋上，橈
側屈腕肌與掌長肌之間。

手掌部位
右側正面

（另一說法）勞宮

（另一說法）
勞宮

第2掌骨

第3掌骨

第4掌骨

勞宮
位於手掌中央，掌指關節近端
凹陷處，第2與第3掌骨之間。
另一說法：位於手掌中央，掌
指關節近緣處，第3與第4掌骨
之間。

中衝
位於中指尖端的中央處。
另一說法：位於中指遠節指骨橈
側，指甲根部近端往外0.1寸處。

（另一說法）中衝

PC6 內關

取法　從大陵朝曲澤（心包經）往上2寸、橈側屈腕肌肌腱與掌長肌肌腱之間即是。

解剖　橈側屈腕肌（肌腱）、掌長肌（肌腱）、屈指淺肌、〈肌支〉正中神經、〈皮支〉前臂內外側皮神經、[血管] 前骨間動脈

臨床　腕關節炎及類風濕性關節炎、心悸亢進症等

字義　「內」意為裡面，這裡指的是前臂前面，「關」則有隔間、門門、重要之意。意指此經穴對應於三焦經的外關，位於前臂前面，屬於絡穴，是相當重要的經穴。

PC7 大陵

取法　腕關節前面橫紋的中央，橈側屈腕肌肌腱與掌長肌肌腱之間即是。

解剖　橈側屈腕肌（肌腱）、掌長肌（肌腱）、屈指淺肌（肌腱）、〈肌支〉正中神經、〈皮支〉前臂內外側皮神經、[血管] 掌側腕動脈網

臨床　心臟疾患、腕關節炎及類風濕性關節炎、正中神經痛、發熱性疾病引起的身體發燒與頭痛、腸胃疾患等

字義　「大」意為大的、重要，「陵」則是高高隆起處、山丘之意。意指此經穴為心包經的原穴，是相當重要的腧穴，位於腕關節隆起部位的附近，為心臟疾患的反應點與治療點。

PC8 勞宮

取法　手掌第2與第3掌骨之間，手指輕握時，中指與食指兩根手指頭接觸的中間處即是。

另一說法是位於手掌的第3與第4掌骨之間，做同樣的動作時，中指與無名指接觸的中間處即是。

解剖　屈指淺肌（肌腱）、蚓狀肌（第2條）、〈肌支〉正中神經（另一說法：尺神經）、〈皮支〉正中神經分支（指掌側總神經）、[血管] 指掌側總動脈

臨床　極度全身疲勞、因中風（腦中風後遺症）而無法伸直手指、小兒夜啼或抽搐等異常行為等

字義　「勞」意為勞累、疲勞，「宮」則是寄宿之意。意指此穴為疲勞寄宿之處，也是治療極度疲勞時所應用的經穴。

PC9 中衝

取法　中指尖端的中央點即是。

另一說法為指甲底部水平線與指甲橈側緣垂直線的交會點即是。

解剖　〈皮支〉正中神經分支（指掌側固有神經）、[血管] 指背動脈

臨床　手指疼痛、正中神經麻痺等

字義　「中」在這裡指的是中指，「衝」則是摸得到、活動之意。意指此經穴位於心包經行至中指尖端的經脈終止處。

10 手少陽三焦經

承接心包經的脈氣，起於第4指內側端，沿手背中央上行，從前臂後面中央經過上臂後面通往肩部，循環於肩井穴，進入鎖骨上窩（缺盆穴），自此下行至前胸部，絡於心包，往下歸屬於三焦。另一支則從乳間（膻中穴）行至鎖骨上窩，沿側頸部上行，抵達耳後。進一步通過耳上，從顳部行至眉上，終止於內眼角。從耳後又分出一條支脈，進入耳中，出走耳前，於外眼角與膽經交會，上行後終止於眉毛外側端。

關衝・液門・中渚・陽池・外關・支溝 ➡P.152
會宗・三陽絡・四瀆・天井・清冷淵・消濼 ➡P.154
臑會・肩髎・天髎・天牖・翳風・瘈脈 ➡P.156
顱息・角孫・耳門・耳和髎・絲竹空 ➡P.158

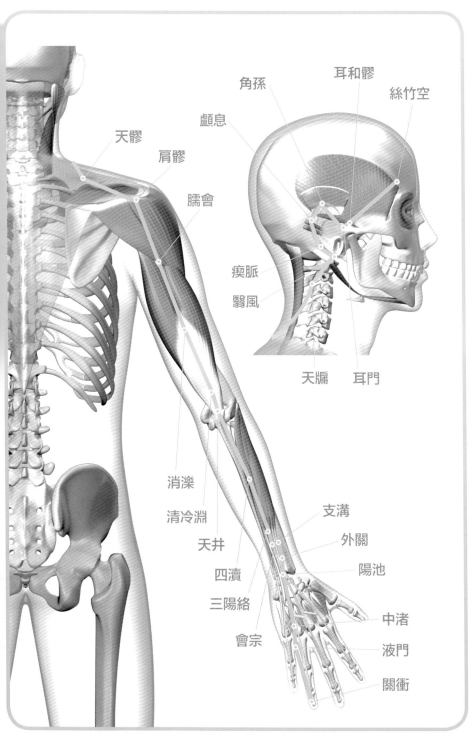

天髎
肩髎
臑會
角孫
顱息
耳和髎
絲竹空
瘈脈
翳風
天牖
耳門
消濼
清冷淵
天井
四瀆
三陽絡
會宗
支溝
外關
陽池
中渚
液門
關衝

關衝・液門・中渚・陽池・外關・支溝

前臂與手背部右側背面

支溝
位於橈骨與尺骨的骨間，腕關節背側橫紋往上3寸處。

外關
位於橈骨與尺骨的骨間，腕關節背側橫紋往上2寸處。

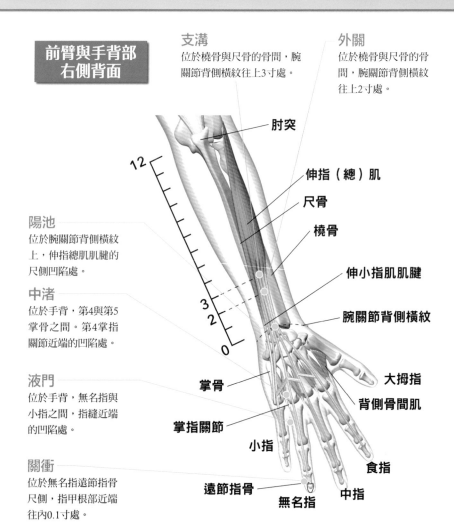

肘突

伸指（總）肌

尺骨

橈骨

伸小指肌肌腱

腕關節背側橫紋

大拇指

背側骨間肌

食指

中指

無名指

遠節指骨

小指

掌指關節

掌骨

12

3
2
0

陽池
位於腕關節背側橫紋上，伸指總肌肌腱的尺側凹陷處。

中渚
位於手背，第4與第5掌骨之間。第4掌指關節近端的凹陷處。

液門
位於手背，無名指與小指之間，指縫近端的凹陷處。

關衝
位於無名指遠節指骨尺側，指甲根部近端往內0.1寸處。

TE1 關衝

取法 無名指指甲根部近端邊緣延伸線與尺側邊緣延伸線的交會點即是。

解剖 〈皮支〉尺神經（指背神經）、[血管] 指背動脈

臨床 舌頭或喉頭充血、發燒、腫脹（尤指扁桃腺炎）、手指疼痛、伴隨頭痛與暈眩的腦充血等

字義 「關」意為源頭，「衝」則有移動之意，意指三焦經的經脈自此穴開始流動。此外，若將「關」解讀為環指（無名指），則意指此經穴位於無名指末端。

TE2 液門

取法 握拳，第4與第5掌指關節之間，正下方的凹陷處即是。手掌與手背的交界處。

解剖 第4背側骨間肌、〈肌支〉尺神經、〈皮支〉尺神經（指背神經）、[血管] 指背動脈

臨床 眼、耳與牙齒的疾患；無名指麻痺等

字義 「液」意為液體、濕潤等，「門」則是出入口之意。意指此處有經脈微弱地流過，注入下一個腧穴之中。

TE3 中渚

取法 握拳，第4與第5掌指關節之間，上方內側的凹陷處即是。

解剖 第4背側骨間肌、〈肌支〉尺神經、〈皮支〉尺神經（指背神經）、[血管] 指背動脈

臨床 眼、耳與牙齒的疾患；類風濕性關節炎等

字義 「中」意為裡面、命中，「渚」則有海邊、水濱之意。意指此經穴位於握拳時無名指與小指之間的凹陷中。

TE4 陽池

取法 腕關節背側橫紋接近中央部位，伸小指肌肌腱與伸指總肌肌腱之間的凹陷處即是。

解剖 伸指總肌（肌腱）、伸小指肌（肌腱）、〈肌支〉橈神經、〈皮支〉前臂後側皮神經、橈神經淺支、[血管] 腕背動脈網

臨床 白帶或孕吐、腕關節炎及類風濕性關節炎、上肢神經痛等

字義 「陽」指的是手背，相當於陰陽中的陽，「池」則是水池、累積、集水處之意。為三焦經的脈氣大量匯聚的重要反應點與治療點。

TE5 外關

取法 陽池往上2寸、伸小指肌肌腱與伸指總肌肌腱之間的凹陷處即是。

解剖 伸指總肌（肌腱）、伸小指肌（肌腱）、〈肌支〉橈神經、〈皮支〉前臂後側皮神經、[血管] 後骨間動脈

臨床 腕關節炎及類風濕性關節炎、上肢神經痛或麻痺等

字義 「外」有外面之意，這裡是指前臂後面。此外，「關」意為重要。意指此穴位於前臂後面，是對應於心包經內關的重要經穴。

TE6 支溝

取法 陽池往上3寸、伸小指肌肌腱與伸指總肌肌腱之間的凹陷處即是。

解剖 伸指總肌（肌腱）、伸小指肌（肌腱）、〈肌支〉橈神經、〈皮支〉前臂後側皮神經、[血管] 後骨間動脈

臨床 上肢神經痛或麻痺等

字義 「支」具有支持、手足等意，這裡指的是前臂後面，「溝」則是溝槽之意。意指此經穴位於前臂後面、2條肌肉的溝槽中。

會宗・三陽絡・四瀆・天井・清冷淵・消濼

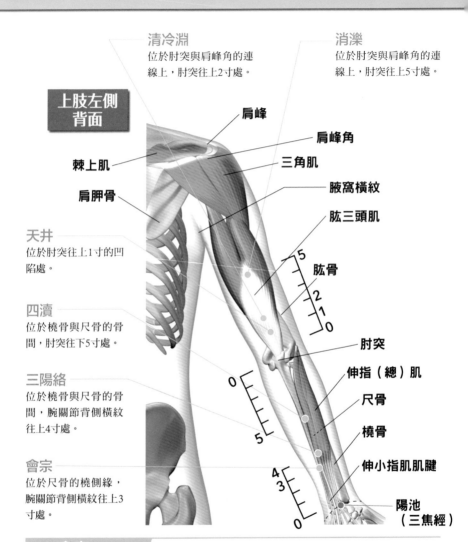

清冷淵
位於肘突與肩峰角的連線上，肘突往上2寸處。

消濼
位於肘突與肩峰角的連線上，肘突往上5寸處。

上肢左側背面

肩峰

肩峰角

棘上肌

三角肌

肩胛骨

腋窩橫紋

肱三頭肌

天井
位於肘突往上1寸的凹陷處。

肱骨

四瀆
位於橈骨與尺骨的骨間，肘突往下5寸處。

肘突

伸指（總）肌

三陽絡
位於橈骨與尺骨的骨間，腕關節背側橫紋往上4寸處。

尺骨

橈骨

會宗
位於尺骨的橈側緣，腕關節背側橫紋往上3寸處。

伸小指肌肌腱

陽池（三焦經）

TE7 會宗

取　法　從支溝越過伸小指肌後，與尺側伸腕肌之間即是。

解剖　伸小指肌（肌腱）、尺側伸腕肌（肌腱）、〈肌支〉橈神經、〈皮支〉前臂後側皮神經、[血管] 後骨間動脈

臨床　上肢神經痛或麻痺、聽力障礙、腦神經症狀等

字　義　「會」具有會面、交會等意，「宗」則為起源、根源等意。意指此經穴與三焦經的主經交會。

TE8 三陽絡

取法 陽池與肘突的連線上，距離陽池1/3處即是。

解剖 伸指總肌（肌腱）、伸小指肌（肌腱）、〈肌支〉橈神經、〈皮支〉前臂後側皮神經、[血管] 後骨間動脈

臨床 頭痛、下排牙齒疼痛、中風（腦中風後遺症）、耳部疾患等

字義 意指此經穴為手的3條陽經匯流之處，且能有效治療陽病。

TE9 四瀆

取法 陽池與肘突的連線上，其中心點往上1寸處即是。

解剖 伸指總肌（肌腱）、伸小指肌（肌腱）、〈肌支〉橈神經、〈皮支〉前臂後側皮神經、[血管] 後骨間動脈

臨床 上排牙齒疼痛、耳鳴、偏頭痛、前臂神經痛或麻痺、肩背痛、咽喉痛等

字義 「四」的意思為四方、四周等，「瀆」則是經脈流通的溝渠之意。四瀆在中國是指揚子江（長江）、黃河、淮河與濟水4條大河，因此意指此經穴為經氣大量流通的地方。

TE10 天井

取法 手肘微彎時所形成的肘突上緣凹陷處即是。

解剖 肱三頭肌（長頭、外側頭與內側頭）的共同肌腱、〈肌支〉橈神經、〈皮支〉上臂後皮神經、[血管] 中側副動脈（深肱動脈分支）

臨床 上排牙齒疼痛、耳鳴、偏頭痛、前臂神經痛或麻痺、肩背痛、咽喉痛、精神與神經疾患、癲癇、肘關節炎及類風濕性關節炎等

字義 「天」的意思為天空、元氣、上方，「井」則是井口外框、泉水之意。意指此經穴位於天之氣的出口處，與頭部疾患相關。

TE11 清冷淵

取法 伸展手肘，肘突往上2寸處即是。

解剖 肱三頭肌（長頭、外側頭與內側頭）的共同肌腱、〈肌支〉橈神經、〈皮支〉上臂後皮神經、[血管] 中側副動脈（深肱動脈分支）

臨床 上臂部位疼痛等

字義 「清」意為清澈、清澄等，「冷」為冰冷、清爽等，「淵」則是水湧出並聚積之所、東西匯聚之所等意。意指此經穴主要是用以祛除三焦經及三焦之病變的邪氣。

TE12 消濼

取法 肘突與肩峰角連線的中心點，肱三頭肌中即是。

解剖 肱三頭肌、〈肌支〉橈神經、〈皮支〉上臂後皮神經、[血管] 中側副動脈（深肱動脈分支）

臨床 上臂神經痛或麻痺、脖頸痛（後頸部位疼痛）、肩背痛等

字義 「消」意為消除、東西消失等，「濼」則表示享受、開心，因此有活動之意。意指此經穴可消除三焦及三焦經的病症，讓患者感到喜悅。

臑會・肩髎・天髎・天牖・翳風・瘈脈

上臂右側背面

肩胛骨上角
肩井（膽經）
棘上肌
肩峰角
棘上肌
肩峰
三角肌
1/3
2/3
O
3
腋窩橫紋
肩胛骨

天髎
位於肩胛骨上角上方的凹陷處。

肩髎
位於肩峰角與肱骨大結節之間的凹陷處。

肱骨大結節　　肩髃
肩峰角　　肩髎
角孫（三焦經）

瘈脈
位於乳突的中央，沿著耳朵輪廓連結翳風與角孫的曲線上，翳風往上1/3處。

翳風
位於耳垂後方，乳突下端前方的凹陷處。

顳肌
眼輪匝肌

臑會
位於三角肌後方下緣，肩峰角往下3寸處。

曲垣（小腸經）

頭頸部右側面

耳上肌
耳後肌
乳突
頭夾肌
胸鎖乳突肌
二腹肌
下頜角
天容（小腸經）

天牖
幾乎與下頜角等高，胸鎖乳突肌後方凹陷處。

TE13 臑會

取法　肩峰角往下3寸、三角肌後方下緣即是。

解剖　三角肌、肱三頭肌、〈肌支〉腋窩神經、橈神經、〈皮支〉臂外側上皮神經、上臂後皮神經、[血管] 旋肱後動脈

臨床　上臂神經痛或麻痺、類風濕性關節炎等

字義　「臑」是指上臂，「會」則為見面、交會等意。意指此經穴位於上臂，三焦經與大腸經交會之處。

156

TE14 肩髎

取法 彎曲手肘並將上臂往外轉時，肩峰前後會出現凹陷部位，後方的凹陷處即是。

解剖 三角肌、〈肌支〉腋窩神經、〈皮支〉鎖骨上神經、[血管] 旋肱後動脈

臨床 肩關節炎及類風濕性關節炎、上肢神經痛、中風（腦中風後遺症）、半身不遂等

字義 「肩」意為肩膀，這裡是指肩胛棘，「髎」則是骨角之意。意指此經穴位於肩胛骨的角落。

TE15 天髎

取法 肩胛骨上角的上方，上肢垂下時，肩井（膽經）與曲垣（小腸經）的中間處即是。

解剖 斜方肌、〈肌支〉副神經、頸神經叢分支、〈皮支〉鎖骨上神經、[血管] 頸橫動脈淺支

臨床 肩膀痠痛、上肢神經痛或類風濕性關節炎、偏頭痛、中風、高血壓等

字義 「天」意為天空、上方、精氣，這裡指的是上半身。「髎」則有角落之意，這裡是指肩胛棘上緣。意指此經穴位於肩胛棘上緣的近端，有上半身的元氣與邪氣大量匯聚。

TE16 天牖

取法 乳突後下方，胸鎖乳突肌後方即是。

解剖 胸鎖乳突肌、頭夾肌、〈肌支〉副神經、頸神經叢分支、脊髓神經後支、〈皮支〉枕小神經、[血管] 淺頸動脈

臨床 斜頸、脖頸僵硬、偏頭痛等

字義 「天」有上半身之意，這裡指的是頸部以上。「牖」則有窗口、導引、相通等意。可見此經穴為流通容納天之精氣的窗口，能有效治療上半身，尤其是頭部與頸部的疾患。

TE17 翳風

取法 天容（小腸經）後上方，乳突下端與下頜支之間的凹陷處即是。

解剖 二腹肌後腹、〈肌支〉顏面神經（二腹肌支）、〈皮支〉耳大神經、[血管] 耳後動脈

臨床 中耳炎、耳鳴、偏頭痛、顏面神經麻痺、牙痛、咽喉炎、呃逆（打嗝）等

字義 「翳」意為遮光、眼睛朦朧等，「風」則是風邪等意。意指此經穴主治感冒所引起的眼耳疾患。

TE18 瘈脈

取法 翳風至角孫的曲線上，距離翳風1/3處即是。

解剖 耳後肌、〈肌支〉顏面神經（耳後神經）、〈皮支〉耳大神經、[血管] 耳後動脈

臨床 耳部疾患、頭痛、腦充血、小兒痙攣等

字義 「瘈」意為發瘋、精神病等，「脈」則是流淌之意，這裡指的是靜脈。意指此經穴對精神與神經疾患所引起的諸多症狀都具有療效。

顱息・角孫・耳門・耳和髎・絲竹空

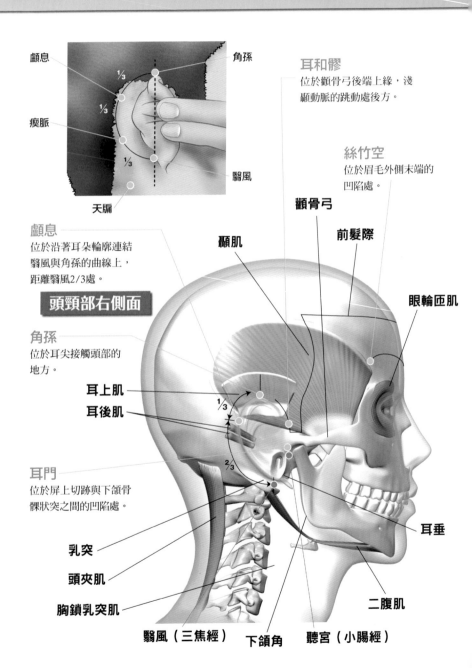

顱息

角孫

瘈脈

翳風

天牖

耳和髎
位於顴骨弓後端上緣，淺
顳動脈的跳動處後方。

絲竹空
位於眉毛外側末端的
凹陷處。

顱息
位於沿著耳朵輪廓連結
翳風與角孫的曲線上，
距離翳風2/3處。

頭頸部右側面

角孫
位於耳尖接觸頭部的
地方。

耳門
位於屏上切跡與下頜骨
髁狀突之間的凹陷處。

顳骨弓

前髮際

顳肌

眼輪匝肌

耳上肌

耳後肌

乳突

頭夾肌

胸鎖乳突肌

翳風（三焦經）

下頜角

聽宮（小腸經）

二腹肌

耳垂

TE19 顱息

取法 翳風至角孫的曲線上，距離角孫1/3處即是。

解剖 〈皮支〉耳大神經、[血管] 耳後動脈

臨床 腦充血、頭痛、耳鳴等

TE20 角孫

取法 將耳朵往前彎折，耳尖接觸頭之處即是。

解剖 耳上肌、顳肌、〈肌支〉顏面神經（耳後神經與顳支）、下頜神經（三叉神經第3條分支）、〈皮支〉下頜神經（三叉神經第3條分支）、[血管] 淺顳動脈分支

臨床 眼科疾患（結膜炎、泡性結膜炎、砂眼、白內障、青光眼等）、牙痛、耳部疾患、口內炎等

字義 「角」指的是角狀物、角落，「孫」則是退讓、謙遜、規避等意。意指此經穴位於額角後下方處，或相當於耳上角的髮際處。

TE21 耳門

取法 輕輕張嘴，屏上切跡前面形成的凹陷處，聽宮（小腸經）的上方即是。

解剖 〈皮支〉下頜神經（三叉神經第3條分支）、[血管] 淺顳動脈

臨床 中耳炎、外耳道炎、耳鳴、重聽、耳垂等耳部疾患；顏面神經麻痺、三叉神經痛等

字義 此經穴位於耳朵出入口處，主要用於治療耳部疾患。

TE22 耳和髎

取法 鬢角後緣、耳根部前方，淺顳動脈後方即是。

解剖 耳前肌、〈肌支〉顏面神經（顳支）、〈皮支〉下頜神經（三叉神經第3條分支）、[血管] 淺顳動脈

臨床 眼科疾患（結膜炎、泡性結膜炎、砂眼等）、耳鼻科疾患、頭痛、顏面神經麻痺等

字義 「和」意為緩和、溫和、精氣，「髎」則是角落等意。意指此經穴位於顴骨弓後端的角落，可緩和並調和三焦的精氣或原氣。

TE23 絲竹空

取法 眉毛外側末端的凹陷處即是。

解剖 眼輪匝肌、〈肌支〉顏面神經（顳支與顴支）、〈皮支〉眼神經（三叉神經第1條分支）、上頜神經（三叉神經第2條分支）、[血管] 淺顳動脈

臨床 眼科疾患（結膜炎、砂眼、眼睫毛倒插等）、三叉神經痛等

字義 「絲」指的是線，「竹」即竹子，絲竹的原意是絲為琴、竹為笛（簫），這裡是指眉毛的形狀；「空」有天空、空地、凹處之意。意指此經穴位於眉毛外側末端的凹陷處。

11 足少陽膽經

承接三焦經的脈氣，起於瞳子髎穴（外眼角），循環於耳殼外側，返回外眼角後再循行於顳部，下行至肩膀。從肩膀進入鎖骨上窩（缺盆穴）。另一支則從枕部的風池穴進入耳中。從鎖骨上窩下行至胸中，穿過橫膈膜，絡於肝，歸屬於膽。進一步沿下肋骨（第8～第12肋骨）下行，從髖關節順著下肢外側下行，終止於足部第4趾外側端。

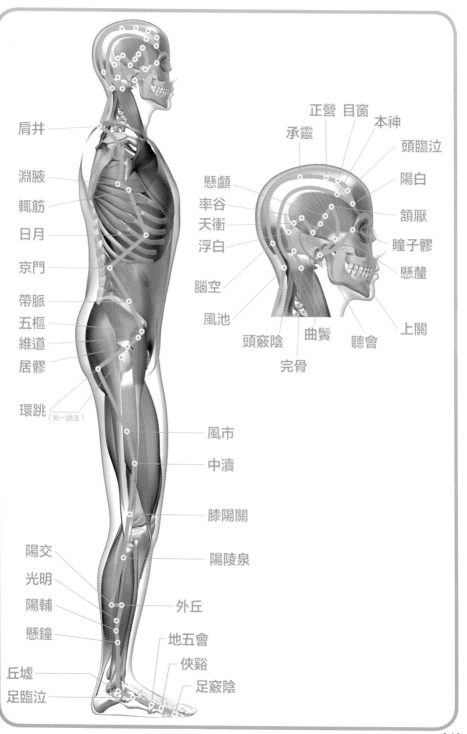

肩井
淵腋
輒筋
日月
京門
帶脈
五樞
維道
居髎
環跳（另一說法）

承靈　正營　目窗　本神
　　　　　　　頭臨泣
懸顱　　　　　陽白
率谷　　　　　頷厭
天衝　　　　　瞳子髎
浮白　　　　　懸釐
腦空　　　　　上關
風池　　　　　聽會
頭竅陰　曲鬢
完骨

風市
中瀆
膝陽關
陽陵泉

陽交
光明
陽輔
懸鐘
丘墟
足臨泣

外丘
地五會
俠谿
足竅陰

瞳子髎・聽會・上關・頷厭・懸顱・懸釐

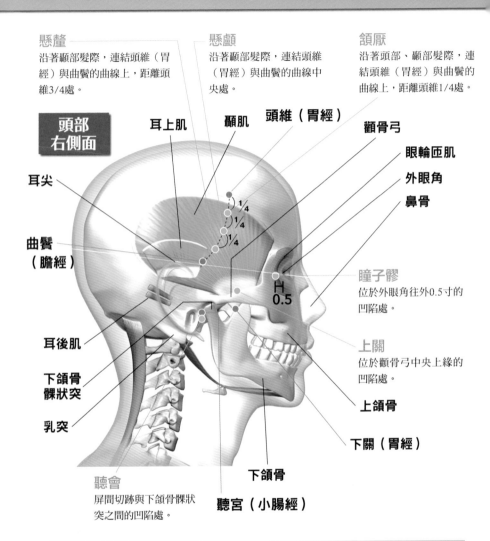

懸釐
沿著顳部髮際，連結頭維（胃經）與曲鬢的曲線上，距離頭維3/4處。

懸顱
沿著顳部髮際，連結頭維（胃經）與曲鬢的曲線中央處。

頷厭
沿著頭部、顳部髮際，連結頭維（胃經）與曲鬢的曲線上，距離頭維1/4處。

頭部右側面

耳上肌

顳肌

頭維（胃經）

顴骨弓

眼輪匝肌

外眼角

鼻骨

耳尖

曲鬢（膽經）

H0.5

瞳子髎
位於外眼角往外0.5寸的凹陷處。

上關
位於顴骨弓中央上緣的凹陷處。

上頜骨

下關（胃經）

耳後肌

下頜骨髁狀突

乳突

下頜骨

聽會
屏間切跡與下頜骨髁狀突之間的凹陷處。

聽宮（小腸經）

GB1 瞳子髎

取法 外眼角往外0.5寸的凹陷處即是。

解剖 眼輪匝肌、〈肌支〉顏面神經（顴支與顳支）、〈皮支〉上頜神經（三叉神經第2條分支）、[血管] 淺顳動脈分支

臨床 眼科疾患、顏面神經痙攣或麻痺、三叉神經痛等

字義 「瞳子」指的是眼珠、瞳孔等，「髎」則有角落等意，經穴名稱顯示出此穴位於瞳孔角落部位。

GB2 聽會

取法 輕輕張嘴，屏間切跡前方凹陷處即是。

解剖 〈皮支〉下頜神經（三叉神經第3條分支）、[血管] 淺顳動脈

臨床 耳部疾患、頜關節炎、顏面神經麻痺等

字義 「聽」意為聽見、通抵耳內等，「會」則是見面、聚集、會合等意。意指此處有膽經的經脈相會，為主治耳部疾患的經穴。

GB3 上關 別稱：客主人

取法 顴骨弓中央上緣的凹陷處，下關（胃經）的正上方即是。

解剖 顳肌、〈肌支〉下頜神經（深顳神經）、〈皮支〉下頜神經（三叉神經第3條分支）、[血管] 淺顳動脈分支

臨床 三叉神經痛、上排牙齒疼痛、眼科疾患、顏面神經麻痺、耳部疾患等

字義 為相對於下關（胃經）的穴名，意指位於顴骨弓上方的經穴。此外，此穴的別稱為客主人，「客」意為外來者，這裡是指胃經與三焦經，「主」則是在家迎客的主人等意，這裡是指膽經。意指膽經在此迎接胃經與三焦經並互相交會，為頜關節部位的要穴。

GB4 頷厭

取法 連結頭維（胃經）與曲鬢的曲線上，距離頭維1/4處即是。

解剖 顳頂肌、顳肌、〈肌支〉顏面神經（顳支）、下頜神經（深顳神經）、〈皮支〉下頜神經（三叉神經第3條分支）、[血管] 淺顳動脈（額支）

臨床 偏頭痛等

字義 「頷」意為點頭、下頜、下巴等，「厭」則有厭煩、堵塞等意。此穴的穴名由來不明，據說意指經穴位於穴位堵塞之處。

GB5 懸顱

取法 連結頭維（胃經）與曲鬢曲線上的中央之處即是。

解剖 顳頂肌、顳肌、〈肌支〉顏面神經（顳支）、下頜神經（深顳神經）、〈皮支〉下頜神經（三叉神經第3條分支）、[血管] 淺顳動脈（額支）

臨床 感冒（臉部充血或發熱、疼痛、眼睛充血）、頭痛、牙痛等

字義 「懸」具有懸掛、披掛、間隔等意，這裡表示痛苦萬分，「顱」則是有頭、顱骨之意。意指此經穴主治頭痛。

GB6 懸釐

取法 連結頭維（胃經）與曲鬢的曲線上，距離頭維3/4處即是。

解剖 顳頂肌、顳肌、〈肌支〉顏面神經（顳支）、下頜神經（深顳神經）、〈皮支〉下頜神經（三叉神經第3條分支）、[血管] 淺顳動脈（額支）

臨床 感冒（臉部充血或發熱、疼痛、眼睛充血）、頭痛、牙痛等

字義 「懸」意同懸顱，「釐」則為長度的單位，有收納、道路等意。意指此經穴位於懸顱的路徑上，或是和懸顱一樣具有治療頭痛之效。

163

曲鬢·率谷·天衝·浮白·頭竅陰·完骨

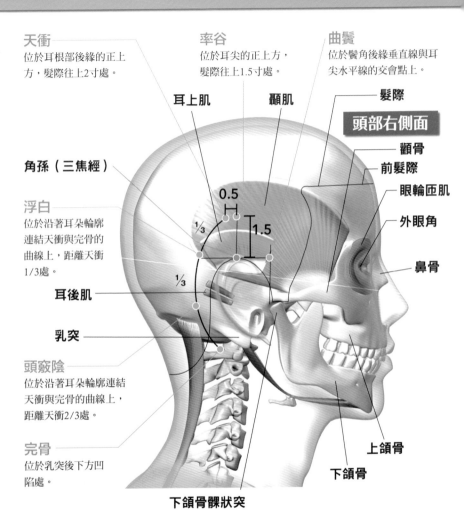

天衝
位於耳根部後緣的正上方，髮際往上2寸處。

率谷
位於耳尖的正上方，髮際往上1.5寸處。

曲鬢
位於鬢角後緣垂直線與耳尖水平線的交會點上。

耳上肌

顳肌

髮際

頭部右側面

角孫（三焦經）

顴骨
前髮際
眼輪匝肌
外眼角
鼻骨

浮白
位於沿著耳朵輪廓連結天衝與完骨的曲線上，距離天衝1/3處。

0.5
1/3
1.5
1/3

耳後肌

乳突

頭竅陰
位於沿著耳朵輪廓連結天衝與完骨的曲線上，距離天衝2/3處。

完骨
位於乳突後下方凹陷處。

上頜骨

下頜骨

下頜骨髁狀突

GB7 曲鬢

取法 ▶ 鬢角後緣垂直線與耳尖水平線的交會處即是。

解剖 顳頂肌、顳肌、〈肌支〉顏面神經（顳支）、下頜神經（深顳神經）、〈皮支〉下頜神經（三叉神經第3條分支）、[血管] 淺顳動脈

臨床 感冒（臉部充血或發熱、疼痛、眼睛充血）、頭痛、牙痛等

字義 ▶ 「曲」的意思為彎曲，「鬢」則有耳際的頭髮、邊緣等意。經穴名稱顯示出此穴位於耳際頭髮彎角部位。

GB8 率谷

取法 角孫（三焦經）往上1.5寸處即是。牙齒咬合時較易取穴。

解剖 顳頂肌、顳肌、〈肌支〉顏面神經（顳支）、下頜神經（深顳神經）、〈皮支〉下頜神經（三叉神經第3條分支）、枕小神經、[血管] 淺顳動脈分支

臨床 高血壓、飲酒等所引起的食慾不振與嘔吐等胃部疾患等

字義 「率」意為帶領、率領、緊靠等，「谷」則是山谷、山坳等意。意指經脈之氣微弱流經的地方。

GB9 天衝

取法 率谷往後0.5寸處即是。

解剖 顳頂肌、顳肌、〈肌支〉顏面神經（顳支）、下頜神經（深顳神經）、〈皮支〉枕小神經、[血管] 淺顳動脈分支

臨床 腦部疾患（癲癇、偏頭痛）等

字義 「天」意為上半身等，這裡指的是頭部，「衝」則是摸得到、跳動處等意，這裡表示施針點。意指頭部疾患可於此穴施針。

GB10 浮白

取法 耳尖後方、耳後髮際往後1寸處即是。

解剖 枕肌、顳肌、〈肌支〉顏面神經（枕支）、下頜神經（深顳神經）、〈皮支〉枕小神經、[血管] 耳後動脈

臨床 腦部疾患（癲癇、偏頭痛）等

字義 「浮」具有浮起、溢出等意，這裡是指脈氣浮現並上升，「白」則有白色、明確等意，但經穴名稱的含意尚不明確。

GB11 頭竅陰

取法 乳突後上方、完骨往天衝1/3處即是。

解剖 枕肌、〈肌支〉顏面神經（枕支）、〈皮支〉枕小神經、[血管] 耳後動脈

臨床 耳部疾患、腦充血等

字義 「竅」有身體上的孔洞之意。俗稱的七竅是指眼、耳、鼻、口共7孔，這裡是指耳朵。此外，「陰」有陰處、陰經等意，腎經是支配耳部與二陰（性器官與肛門）的經脈，因此表示此穴位於耳朵附近，是與腎臟疾患相關的經穴。

GB12 完骨

取法 乳突底部後下方的凹陷處即是。

解剖 胸鎖乳突肌、頭夾肌、〈肌支〉副神經、頸神經叢分支、脊髓神經後支、〈皮支〉枕小神經、[血管] 枕動脈

臨床 偏頭痛、暈眩、腦充血、脖頸僵硬、顏面神經麻痺、中耳炎、腮腺炎、扁桃腺炎、半身不遂、失眠症等

字義 完骨即現在所說的乳突，經穴名稱顯示出此穴位於乳突近端部位。

本神・陽白・頭臨泣・目窗・正營・承靈

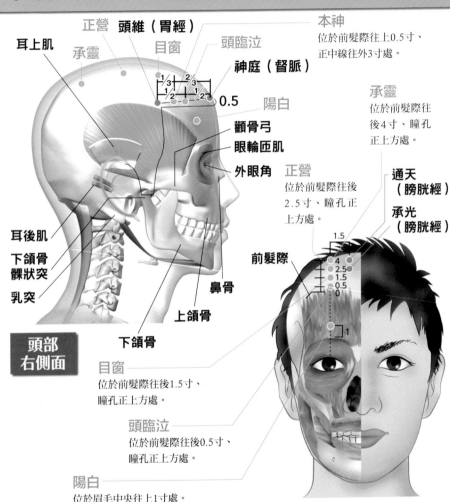

正營　頭維（胃經）

耳上肌

承靈

目窗

頭臨泣

神庭（督脈）

本神
位於前髮際往上0.5寸、
正中線往外3寸處。

1/3 2/3
1/2 1/2
0.5 陽白

顴骨弓

眼輪匝肌

外眼角

承靈
位於前髮際往
後4寸、瞳孔
正上方處。

正營
位於前髮際往後
2.5寸、瞳孔正
上方處。

通天
（膀胱經）

承光
（膀胱經）

耳後肌

下頜骨
髁狀突

乳突

鼻骨

上頜骨

下頜骨

前髮際

1.5
4
2.5
1.5
0.5
0
1

頭部
右側面

目窗
位於前髮際往後1.5寸、
瞳孔正上方處。

頭臨泣
位於前髮際往後0.5寸、
瞳孔正上方處。

陽白
位於眉毛中央往上1寸處。

GB13 本神

取法　神庭（督脈）與頭維（胃經）的連線上，距離
神庭2/3處即是。

解剖　額肌、〈肌支〉顏面神經（顳支）、〈皮支〉眼神經（三叉神經
第1條分支）、[血管]眶上動脈

臨床　腦部疾患（頭痛、暈眩、癲癇、小兒痙攣等）等

字義　「本」意為起
源、根本。「神」則有精神、
心靈等意。此穴的命名由來
不明，和督脈的神庭等，都
是應用於癲癇等腦部疾患的
經穴。

GB14 陽白

取 法 眉毛往上1寸、通過瞳孔的垂直線上即是。

解剖 額肌、〈肌支〉顏面神經（顳支）、〈皮支〉眼神經（三叉神經第1條分支）、[血管] 眶上動脈

臨床 眼科疾患、三叉神經痛等

字 義 「陽」所指的是少陽膽經，「白」則是指眼輪匝肌周圍邊緣的白色部分。穴名對應胃經的四白，意指此穴歸屬於少陽膽經，位於眼球周圍的白色部位。此外，有些也會寫作揚白，「揚」意為揚起，「白」也有衰弱之意，可見是應用於眼肌麻痺時。

GB15 頭臨泣

取 法 瞳孔中央的上方，神庭（督脈）與頭維（胃經）連線上的中央處即是。

解剖 額肌、〈肌支〉顏面神經（顳支）、〈皮支〉眼神經（三叉神經第1條分支）、[血管] 眶上動脈

臨床 眼科疾患、鼻塞或慢性鼻竇炎等鼻部疾患、腦溢血、不醒人事等

字 義 「臨」意為識別等，「泣」則有眼淚之意。意指此經穴主治眼科疾患。

GB16 目窗

取 法 前髮際後方，頭臨泣往後1寸處即是。

解剖 帽狀腱膜、〈皮支〉眼神經（三叉神經第1條分支）、[血管] 眶上動脈、淺顳動脈（額支）

臨床 眼科疾患等

字 義 「目」意為眼睛，「窗」則是指接收光線的窗戶、通往眼睛之窗，即指此經穴主治眼科疾患。

GB17 正營

取 法 頭臨泣往後2寸、與承光（膀胱經）等高之處即是。

解剖 帽狀腱膜、〈皮支〉眼神經（三叉神經第1條分支）、[血管] 眶上動脈、淺顳動脈（額支）

臨床 頭痛等

字 義 「正」的意思為正確、公正等，「營」則有管理、整頓等意。意指此經穴可精準整治病症。

GB18 承靈

取 法 正營往後1.5寸、與通天（膀胱經）等高之處即是。

解剖 帽狀腱膜、〈皮支〉眼神經（三叉神經第1條分支）、枕大神經、[血管] 眶上動脈、淺顳動脈（額支）、枕動脈

臨床 腦部或脊髓的炎症所引起的發燒、痙攣、麻痺、暈眩、頭痛、鼻出血等

字 義 「承」意為承接等，「靈」則有靈魂等意，因此意指此穴位於承接靈魂之處，也就是和腦部相關的經穴。

腦空・風池・肩井・淵腋・輒筋・日月

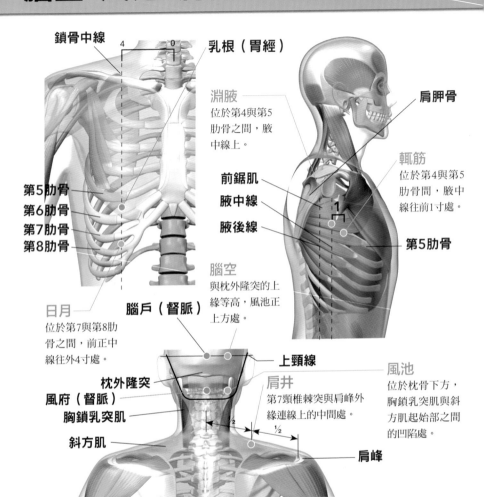

鎖骨中線

乳根（胃經）

淵腋
位於第4與第5肋骨之間，腋中線上。

肩胛骨

輒筋
位於第4與第5肋骨間，腋中線往前1寸處。

前鋸肌

腋中線

腋後線

第5肋骨
第6肋骨
第7肋骨
第8肋骨

第5肋骨

腦空
與枕外隆突的上緣等高，風池正上方處。

日月
位於第7與第8肋骨之間，前正中線往外4寸處。

腦戶（督脈）

上頸線

枕外隆突

風府（督脈）

胸鎖乳突肌

斜方肌

肩井
第7頸椎棘突與肩峰外緣連線上的中間處。

風池
位於枕骨下方，胸鎖乳突肌與斜方肌起始部之間的凹陷處。

肩峰

GB19 腦空

字義 「空」的意思為孔洞、凹陷等，指腦部的空地，也就是顱骨上的小凹陷部位。意指此經穴能有效治療頭部疾患。

取法 與腦戶（督脈）等高，上頸線與通過風池的垂直線交會之處即是。

解剖 枕肌、〈肌支〉顏面神經（枕支）、〈皮支〉枕大神經、[血管] 枕動脈

臨床 頭痛、頭沉、枕神經痛、耳鳴、後頸部痙攣或麻痺、眼科疾患等

GB20 風池

取法 與風府（督脈）等高，斜方肌與胸鎖乳突肌之間的凹陷處即是。

解剖 胸鎖乳突肌、斜方肌、頭夾肌、頭半棘肌、〈肌支〉副神經、頸神經叢分支、脊髓神經後支、〈皮支〉頸神經後支、枕小神經、[血管] 枕動脈

臨床 感冒、腦部疾患（頭痛、頭沉、高血壓、腦充血、腦溢血等）、鼻部疾患（慢性鼻竇炎等）、眼耳疾患、肩膀至後頸部的痠痛等

字義 「風」意為風邪，「池」則有聚積之意，意指此處為風邪匯集地，感冒或中風時的反應點，能有效加以預防與治療的經穴。一般認為風邪是從膀胱經的風門進入，聚積於風池，再匯聚至督脈的風府。穴名裡有個「風」字的經穴全都能有效應用於治療感冒。

GB21 肩井

取法 第7頸椎棘突與肩峰外緣中央的中間處即是。

解剖 斜方肌、〈肌支〉副神經與頸神經叢分支、〈皮支〉鎖骨上神經、[血管] 頸橫動脈

臨床 肩膀痠痛、脖頸僵硬、頭痛、暈眩、眼耳鼻齒等疾患、神經衰弱、歇斯底里症、半身不遂、上肢神經痛等

字義 「肩」意為肩膀、肩上部位，「井」則是湧出、起源、井穴等意。意指此穴為肩上部位的經氣湧出的重要反應點與治療點。

GB22 淵腋

取法 腋中線上，第4肋間處即是。

解剖 前鋸肌、肋間肌、〈肌支〉胸長神經、肋間神經、〈皮支〉肋間神經（外側皮支）、[血管] 外側胸動脈、胸背動脈、肋間動脈

臨床 肋間神經痛、腋下淋巴腺腫大等

字義 「淵」的意思為積水甚深之處，「腋」則有腋下、胸部左右等意。意指此經穴位於腋下部位（側胸部）脈氣深積之處。

GB23 輒筋

取法 淵腋往前1寸、第4肋間處即是。

解剖 前鋸肌、肋間肌、〈肌支〉胸長神經、肋間神經、〈皮支〉肋間神經（外側皮支）、[血管] 外側胸動脈、胸背動脈、肋間動脈

臨床 肋間神經痛、腋下淋巴腺腫大等

字義 「輒」的意思為馬車等的兩側擋板，亦即欄杆，「筋」則是筋、肌肉之意，這裡是指前鋸肌。意指此經穴位於如車轍般依序並排的肋骨處。

GB24 日月

取法 乳頭下方，乳根（胃經）往下2根肋間處即是。女性則是在鎖骨中線與第7、第8肋骨之間的交會點。

解剖 胸大肌、〈肌支〉內外側胸肌神經、〈皮支〉肋間神經（前皮支與外側皮支）、[血管] 肋間動脈

臨床 膽囊炎、膽石症、膽道炎、黃疸等膽囊疾患；神經衰弱、歇斯底里症、胃及肝臟疾患、呃逆（打嗝）等

字義 「日」指的是太陽，「月」則為太陰之意。日月是自然界中天地運行的要素之一，顯示出此穴的重要性。此外，此經穴和陰陽兩方有關，針對陰病與陽病都能發揮療效。

京門・帶脈・五樞・維道・居髎

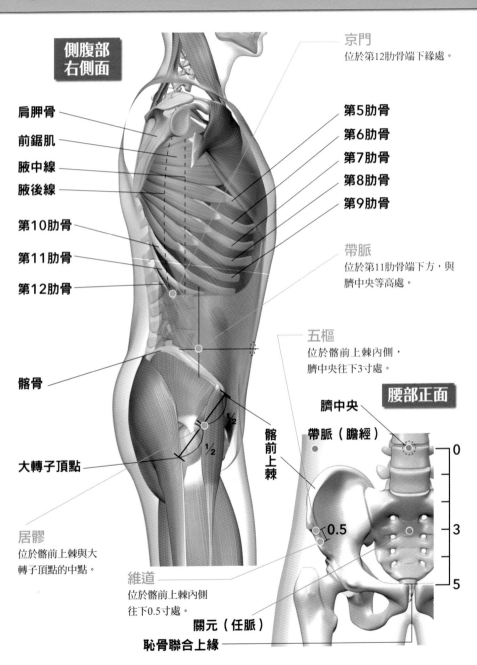

側腹部
右側面

肩胛骨
前鋸肌
腋中線
腋後線

第10肋骨
第11肋骨
第12肋骨

髂骨

大轉子頂點

居髎
位於髂前上棘與大
轉子頂點的中點。

第5肋骨
第6肋骨
第7肋骨
第8肋骨
第9肋骨

京門
位於第12肋骨端下緣處。

帶脈
位於第11肋骨端下方，與
臍中央等高處。

五樞
位於髂前上棘內側，
臍中央往下3寸處。

腰部正面

臍中央
帶脈（膽經）

髂前上棘

維道
位於髂前上棘內側
往下0.5寸處。

關元（任脈）
恥骨聯合上緣

0.5

0
3
5

GB25 京門

取法 用手指從背柱側沿第12肋骨下緣逐步按壓，於前端處即可摸到，其下方即是。

解剖 背闊肌、腹外斜肌、腹內斜肌、〈肌支〉胸背神經、肋間神經、髂下腹神經、髂腹股溝神經、〈皮支〉肋間神經（外側皮支）、[血管]肋間動脈

臨床 腎臟疾患（腎炎、腎結石、腎盂炎等）、膀胱炎、生殖器官疾患、腸胃疾患、膽石症、腰痛、坐骨神經痛等

字義 「京」具有京城、君主居城所在地等意，以人體來說則是先天原氣流出的地方，也就是指腎臟；「門」意為出入口。由此可知此穴為腎臟相關疾患的診斷點、反應點及治療點，是相當重要的經穴。

GB26 帶脈

取法 通過肚臍中央的水平線與通過第11肋骨端的垂直線交會之處即是。

解剖 腹外斜肌、腹內斜肌、〈肌支〉肋間神經、髂下腹神經、〈皮支〉肋間神經（外側皮支）、[血管]肋間動脈

臨床 婦科疾患（子宮痙攣、子宮內膜炎、白帶、月經不順）、腰痛、下腹疼痛、腰部冰冷等

字義 「帶」的意思為帶狀物、腰帶，「脈」則是經脈之意。此經穴位於膽經與帶脈（奇經八脈之一）合流處，從肝經的章門流出的經脈在此處以帶狀環繞身體一周，故以此命名。

GB27 五樞

取法 帶脈（膽經）往前下方3寸、與關元（任脈）等高處即是。

解剖 腹外斜肌、腹內斜肌、〈肌支〉肋間神經、髂下腹神經、〈皮支〉髂下腹神經（外側皮支）、[血管]淺、深旋髂動脈

臨床 寒冷引起的下腹疼痛等

字義 「五」意為第五個，「樞」則有重要之意，但經穴名稱的由來不明。

GB28 維道

取法 五樞（膽經）往內下方0.5寸處即是。

解剖 腹外斜肌、腹內斜肌、〈肌支〉肋間神經、髂下腹神經、〈皮支〉髂下腹神經（外側皮支）、[血管]淺、深旋髂動脈

臨床 腰痛、下腹疼痛、大腿外側的知覺及肢體麻痺等

字義 「維」意為維繫、連結、聯絡等，「道」則是道路、通路之意。意指此經穴位於膽經與帶脈（奇經八脈之一）連接之處。

GB29 居髎

取法 維道（膽經）往外下方3寸、髂前上棘與大轉子頂點的中間處即是。

解剖 闊筋膜張肌、臀中肌、〈肌支〉臀上神經、〈皮支〉臀上皮神經、[血管]旋股外側動脈（上行支）、臀上動脈

臨床 腰痛、下腹疼痛、大腿外側的知覺及肢體麻痺等

字義 「居」意為居住、位置、居所，「髎」則是指骨角。意指此經穴位於髂骨的角落。

環跳・風市・中瀆・膝陽關・陽陵泉

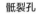 **臀部背面**

環跳
位於大轉子頂點與骶裂孔的連線上，距離大轉子頂點1/3處。
另一說法：將大轉子頂點與髂前上棘的連線3等分，距離大轉子頂點1/3處即是。

下肢右側面

骶裂孔

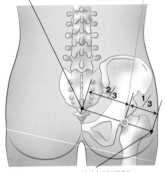

2/3　1/3

大轉子頂點

（另一說法）
環跳

髂前上棘

2/3
1/3

大轉子頂點

風市
直立讓手腕垂下且手掌貼附大腿外側時，中指前端接觸到的髂脛束後方凹陷處。

中瀆
位於膕窩橫紋往上7寸、髂脛束後方處。

膝陽關
位於股骨外上髁的後上緣，股二頭肌肌腱與髂脛束之間的凹陷處。

膕窩橫紋

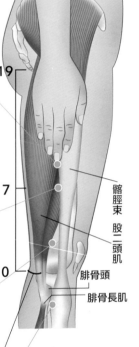

19

7

0

髂脛束
股二頭肌
腓骨頭
腓骨長肌

陽陵泉
位於腓骨頭前下方的凹陷處。

GB30 環跳

取　法　將大轉子頂點與骶裂孔（督脈的腰俞）的連線3等分，距離大轉子頂點1/3處即是。
另一說法：將大轉子頂點與髂前上棘的連線3等分，距離大轉子頂點1/3處即是。

解剖　臀大肌、〈肌支〉臀下神經、〈皮支〉臀上皮神經、臀下皮神經、[血管] 臀上動脈、臀下動脈
臨床　髖關節炎及類風濕性關節炎、股外側皮神經痛、坐骨神經痛、半身不遂等

字　義　「環」意為圓形環、循環、包圍，「跳」則是跳躍、飛起等意。意指此經穴循環於跳躍會移動的大轉子近端處。

GB31 風市

取 法 直立讓手腕垂下時，中指前端接觸到大腿外側處，髂脛束與股二頭肌之間即是。

解剖 髂脛束、股二頭肌長頭、股二頭肌短頭、股外側肌、〈肌支〉脛神經、腓總神經、股神經、〈皮支〉股外側皮神經、[血管] 旋股外側動脈（下行支）

臨床 腳氣病、中風（腦中風後遺症）、下肢神經痛等

字 義 「風」意為下肢風氣聚集地，「市」則是集結之意。意指此穴為袪除風邪的重要經穴。

GB32 中瀆

取 法 膕窩橫紋往上7寸、髂脛束後方即是。

解剖 髂脛束、股二頭肌長頭、股二頭肌短頭、股外側肌、〈肌支〉脛神經、腓總神經、股神經、〈皮支〉股外側皮神經、[血管] 旋股外側動脈（下行支）

臨床 坐骨神經痛、股外側皮神經痛、腰痛、半身不遂、腳氣病等

字 義 「中」的意思為裡面、命中等，「瀆」則是溝槽、流動、相通的水溝等意。意指此經穴位在沿大腿外側而下的溝槽，也就是膽經的經脈之中。

GB33 膝陽關

取 法 用手指從中瀆沿髂脛束後緣往下撫摸時即可摸到，股骨外上髁的後上緣即是。

解剖 髂脛束、股二頭肌長頭（肌腱）、股二頭肌短頭（肌腱）、〈肌支〉脛神經、腓總神經、〈皮支〉股外側皮神經、[血管] 膝上外側動脈

臨床 膝關節炎及類風濕性關節炎、股外側皮神經痛、下腹部冰冷等

字 義 「陽」具有外側、陽經之意，「關」則意為隔間，這裡是指關節部位。意指此穴位於膝關節外側。

GB34 陽陵泉

取 法 小腿外側、腓骨頭前下方，腓骨長肌肌腱前緣即是。

解剖 腓骨長肌、〈肌支〉腓淺神經、〈皮支〉腓腸外側皮神經、[血管] 旋腓骨支（脛後動脈）

臨床 筋肉或肌腱的疾患、坐骨神經痛、腓神經痛或麻痺、腰痛、膝關節炎及類風濕性關節炎、腳氣病、半身不遂、側胸部疼痛、白帶、顏面麻痺等

字 義 「陽」意為外側、陽經、陽病等，「陵」為山丘、高處等，「泉」則是湧出、水源等意。穴名對應於陰陵泉，意指此穴位於腓骨頭高處的近端，為陽病的反應點與治療點。

陽交・外丘・光明・陽輔・懸鐘

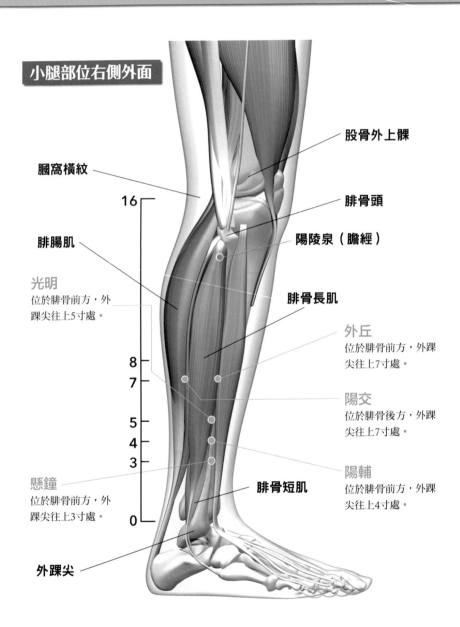

小腿部位右側外面

膕窩橫紋

腓腸肌

光明
位於腓骨前方，外
踝尖往上5寸處。

懸鐘
位於腓骨前方，外
踝尖往上3寸處。

外踝尖

股骨外上髁

腓骨頭

陽陵泉（膽經）

腓骨長肌

外丘
位於腓骨前方，外踝
尖往上7寸處。

陽交
位於腓骨後方，外踝
尖往上7寸處。

腓骨短肌

陽輔
位於腓骨前方，外踝
尖往上4寸處。

16

8
7

5
4
3

0

GB35 陽交

取 法 外踝尖與膕窩橫紋外端的連線上，中間往下1寸、外丘的後方即是。

解剖 腓骨長肌、比目魚肌、〈肌支〉腓淺神經、脛神經、〈皮支〉腓腸外側皮神經、[血管] 脛前動脈分支

臨床 筋肉或肌腱的疾患、坐骨神經痛、腓神經痛或麻痺、腰痛、膝關節炎及類風濕性關節炎、腳氣病、半身不遂、側胸部疼痛、白帶、顏面麻痺等

字 義 「陽」的意思為陽經、外側等，「交」則有交會、交叉等意。意指此經穴位在小腿外側，膽經與陽維脈（奇經）交叉之處。

GB36 外丘

取 法 外踝尖與膕窩橫紋外端的連線上，中間往下1寸、陽交的前方即是。

解剖 腓骨長肌、〈肌支〉腓淺神經、〈皮支〉腓腸外側皮神經、[血管] 脛前動脈分支

臨床 脖頸僵硬、肋間神經痛等

字 義 「外」的意思為外面、外側等，「丘」則有山丘、高處等意，因此意指此經穴位於小腿外側部位的隆起處。

GB37 光明

取 法 外踝尖與膕窩橫紋外端的連線上，外踝尖往上5寸、腓骨前方即是。

解剖 腓骨長肌、腓骨短肌、〈肌支〉腓淺神經、〈皮支〉腓腸外側皮神經、[血管] 脛前動脈分支

臨床 腓淺神經痛或麻痺等

字 義 「光」意為發光、閃耀，「明」則有明亮等意。此穴的命名由來不明。

GB38 陽輔

取 法 外踝尖與膕窩橫紋外端的連線上，外踝尖往上4寸、腓骨前方即是。

解剖 腓骨短肌、〈肌支〉腓淺神經、〈皮支〉腓腸外側皮神經、腓淺神經、[血管] 脛前動脈分支

臨床 腳氣病、足背痛、足關節扭傷等

字 義 「陽」具有陽經、外側等意，「輔」則為補足、支撐等意，這裡是指腓骨。意指此經穴位於腓骨的陽的部位。

GB39 懸鐘

取 法 外踝尖與膕窩橫紋外端的連線上，外踝尖往上3寸、腓骨前方即是。

解剖 腓骨短肌、〈肌支〉腓淺神經、〈皮支〉腓腸外側皮神經、腓淺神經、[血管] 脛前動脈分支

臨床 腳氣病、半身不遂、高血壓、動脈硬化症、胃炎、鼻出血、痔出血等

字 義 此穴的命名由來不明，「懸」意為懸掛、披掛等，「鐘」則是吊鐘、發出聲響之意，因此意指若將外踝比擬為吊鐘，則此經穴位於其近端處。此穴又稱為絕骨，即指腓骨，也意味著此穴位於其附近。

丘墟·足臨泣·地五會·俠谿·足竅陰

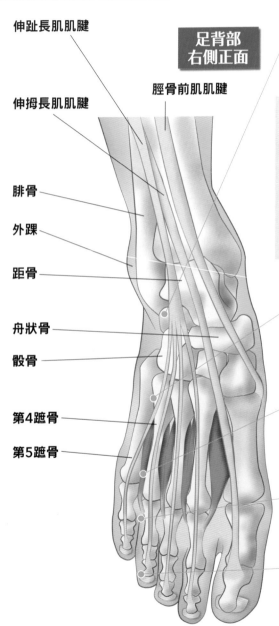

伸趾長肌肌腱

伸拇長肌肌腱

腓骨

外踝

距骨

舟狀骨

骰骨

第4蹠骨

第5蹠骨

脛骨前肌肌腱

**足背部
右側正面**

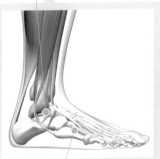

丘墟
位於外踝尖前下方的凹陷處。

足臨泣
位於第4與第5蹠骨底部
之間，第5趾的伸趾長
肌肌腱外側的凹陷處。

地五會
位於第4蹠趾關節近端
的凹陷處，第4與第5蹠
骨之間。

俠谿
位於第4與第5趾之間，
趾縫近端處。

足竅陰
位於第4趾，趾甲根部
近端往外0.1寸，趾甲
底部水平線與趾甲外側
邊緣垂直線的交會點。

GB40 丘墟

取法 伸展腳趾時會清楚展現出伸趾長肌肌腱，其外側凹陷處即是。

解剖 伸趾長肌（肌腱）、〈肌支〉腓深神經、〈皮支〉腓淺神經、[血管] 外踝動脈網

臨床 足關節扭傷、足關節炎及類風濕性關節炎、脖頸僵硬、側胸痛、下肢外側神經痛或麻痺、咳嗽、膽囊疾患等

字義 「丘」指的是山丘、高處等，「墟」則有廢墟、空洞、凹陷處等意。意指此經穴位於足背隆起處，按壓便會凹陷。

GB41 足臨泣

取法 用手指沿第4與第5蹠骨之間往上撫摸時，手指停頓之處即是。

解剖 第4背側骨間肌、〈肌支〉外蹠神經、〈皮支〉腓淺神經、[血管] 第4背側蹠動脈

臨床 足關節扭傷、足背痛、婦科疾患（經痛、月經不順、子宮疾患）、膽石症等

字義 意指此經穴與頭臨泣一樣，都是主治眼科疾患。

GB42 地五會

取法 第4蹠趾關節後外側凹陷處即是。

解剖 第4背側骨間肌、〈肌支〉外蹠神經、〈皮支〉腓淺神經、[血管] 第4背側蹠動脈

臨床 腳趾麻痺等

字義 該穴名的由來尚不明，胃經的人迎又稱為天五會，因此一般認為此穴名是對應於該穴。因為帶有「地」字，推測應該是能有效治療下半身疾患的經穴。

GB43 俠谿

取法 第4與第5蹠趾關節之間，正前方的凹陷處即是。

解剖 第4背側骨間肌、〈肌支〉外蹠神經、〈皮支〉腓淺神經、[血管] 指背動脈

臨床 足背痛、足背水腫、暈眩等

字義 「俠」意為夾住、狹窄等，「谿」則有細長谷川、凹陷、路徑等意。換言之，意指此經穴位於第4與第5蹠趾關節之間的細狹處、有經脈流淌的地方。

GB44 足竅陰

取法 足部第4趾趾甲根部近端邊緣延伸線與外側邊緣延伸線的交會點即是。

解剖 〈皮支〉腓淺神經、[血管] 指背動脈

臨床 足背痛、眼耳疾患等

字義 意指此經穴與頭竅陰一樣，都是主治腎臟疾患。

12 足厥陰肝經

承接膽經的脈氣，起於足部第1趾外側端，沿拇趾外側（小趾側）上行，來到內踝前面，行至三陰交穴，和脾經與腎經交會。分流後沿小腿內側的脛骨內面上行進入膝關節，從大腿內側進入下腹部，從陰毛毛髮邊緣循環於外生殖器。從鼠蹊部斜向行至側腹部，沿著肋弓歸屬於肝。進一步絡於膽，分布於側胸部。另一支則從肝通過胸，行經氣管抵達喉頭，再上行至眼睛，循環於腦後抵達百會穴。另有一支從肝進入肺再下行，於中脘穴與肺經的起始點相連。

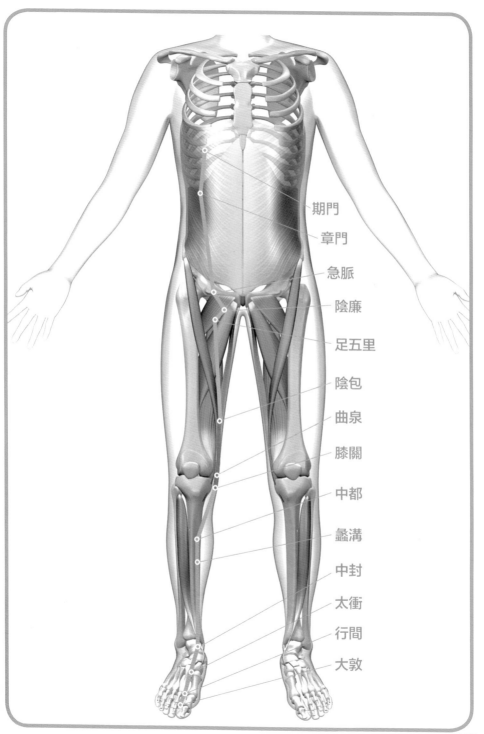

期門

章門

急脈

陰廉

足五里

陰包

曲泉

膝關

中都

蠡溝

中封

太衝

行間

大敦

大敦・行間・太衝・中封・蠡溝

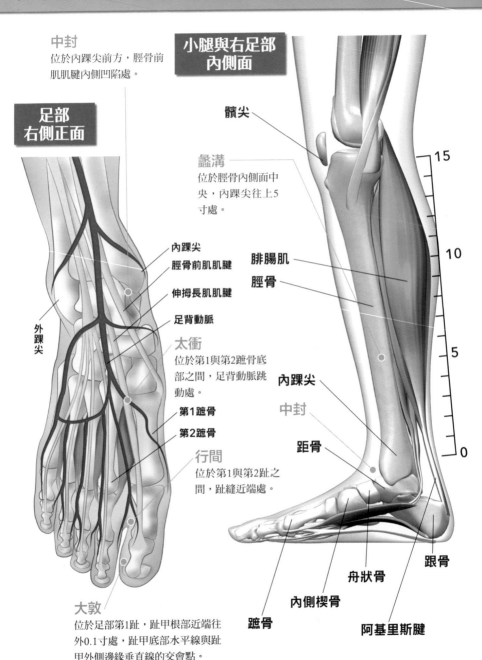

中封
位於內踝尖前方，脛骨前肌肌腱內側凹陷處。

小腿與右足部內側面

足部右側正面

髕尖

蠡溝
位於脛骨內側面中央，內踝尖往上5寸處。

內踝尖
脛骨前肌肌腱
伸拇長肌肌腱
足背動脈

腓腸肌
脛骨

外踝尖

太衝
位於第1與第2蹠骨底部之間，足背動脈跳動處。

內踝尖

中封

第1蹠骨
第2蹠骨

距骨

行間
位於第1與第2趾之間，趾縫近端處。

15

10

5

0

舟狀骨
跟骨
內側楔骨
阿基里斯腱
蹠骨

大敦
位於足部第1趾，趾甲根部近端往外0.1寸處，趾甲底部水平線與趾甲外側邊緣垂直線的交會點。

180

LR1 大敦

取 法 足部第1趾趾甲根部近端邊緣延伸線與外側邊緣延伸線的交會點即是。

解剖 〈皮支〉腓深神經、[血管] 指背動脈

臨床 小兒痙攣、遺尿症、眼科疾患等

字 義 「大」意為大的、重要、井穴等，「敦」則是熱的、旺盛、大的、拍打等意。意指此穴為肝經的井穴，是經氣旺盛流通的重要經穴。

LR2 行間

取 法 第1與第2蹠趾關節之間，正前方的凹陷部位即是。

解剖 〈皮支〉腓深神經、[血管] 指背動脈

臨床 上火、足底痛、生殖器官疾患（陰莖痛、月經不順、子宮出血等）、肋間神經痛、膽石症、糖尿病等

字 義 「行」指的是前往、行走、前進、流動，「間」則有中間之意。意指此經穴位於第1與第2蹠骨之間、肝經流經的地方。

LR3 太衝

取 法 用手指沿第1與第2蹠骨間往上撫摸時，手指停頓之處即是。

解剖 第1背側骨間肌、〈肌支〉外蹠神經、〈皮支〉腓深神經、[血管] 足背動脈

臨床 肝炎、肝臟肥大與肝硬化等肝臟疾患；生殖器官疾患（精巢炎、子宮出血及因而引發的腰痛、下腹部或側腹部痙攣、下肢冰冷等）、消化器官疾患（腸絞痛、腸炎等）、肋間神經痛、眼科疾患、足背神經痛或麻痺等

字 義 「太」的意思為粗的、重要、原穴或腧穴等，「衝」則有摸得到、往上頂、拍打、跳動處等意。意指此穴為肝經的原穴或是腧穴，位於第1與第2蹠骨底部之間的動脈跳動處，為重要的反應點與治療點。

LR4 中封

取 法 內踝尖前方，脛骨前肌肌腱內側凹陷處即是。

解剖 脛骨前肌（肌腱）、〈肌支〉腓深神經、〈皮支〉隱神經、[血管] 內踝前動脈

臨床 足關節炎及類風濕性關節炎、下肢冰冷、下肢麻痺、泌尿器官疾患（尿道炎、膀胱炎等）、生殖器官疾患（精巢炎、精力衰退）等

字 義 「中」意為裡面、命中，「封」則有封閉、堵塞、封鎖等意。意指此經穴於肝經病變導致經氣堵塞時可發揮療效。

LR5 蠡溝

取 法 髕尖與內踝尖的連線上，距離內踝尖1/3處，脛骨前緣與內側緣的中間處即是。

解剖 〈皮支〉隱神經、[血管] 膝降動脈分支

臨床 精巢炎、月經不順、白帶等

字 義 「蠡」的意思為對撞、吃樹木新芽的蟲子等，「溝」則有溝槽之意。意指此穴為肝經經脈流通、病變顯現之處。

中都・膝關・曲泉・陰包・足五里

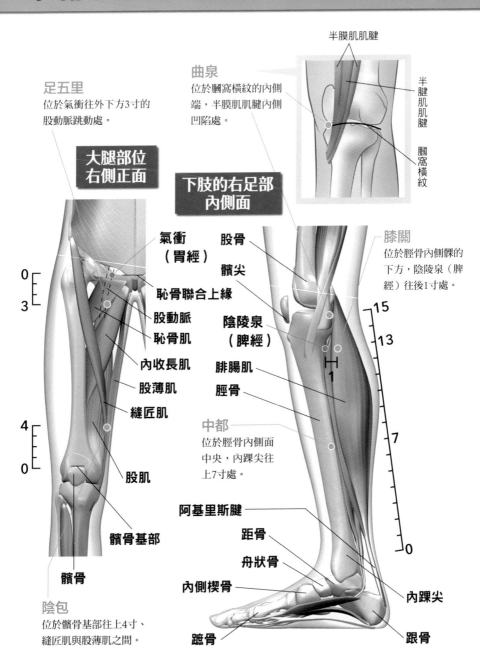

半膜肌肌腱

曲泉
位於膕窩橫紋的內側端，半膜肌肌腱內側凹陷處。

半腱肌肌腱

膕窩橫紋

足五里
位於氣衝往外下方3寸的股動脈跳動處。

大腿部位　右側正面

下肢的右足部　內側面

膝關
位於脛骨內側髁的下方，陰陵泉（脾經）往後1寸處。

氣衝（胃經）

股骨

髕尖

恥骨聯合上緣

股動脈

恥骨肌

陰陵泉（脾經）

內收長肌

股薄肌

腓腸肌

縫匠肌

脛骨

中都
位於脛骨內側面中央，內踝尖往上7寸處。

股肌

阿基里斯腱

距骨

髕骨基部

舟狀骨

內側楔骨

內踝尖

髕骨

陰包
位於髕骨基部往上4寸、縫匠肌與股薄肌之間。

蹠骨

跟骨

LR6 中都

取法 髕尖與內踝尖的連線上，中間往下0.5寸、脛骨前緣與內側緣中間處即是。

解剖 〈皮支〉隱神經、[血管]膝降動脈分支

臨床 生殖器官疾患（陰囊水腫、下腹疼痛、子宮出血、產後出血等）、癲癇等

字義 「中」意為裡面、命中，「都」則是都市、君主所在地、聚集等意。意指此經穴為肝經的郄穴，有量大且深的經氣匯集，能有效治療肝經的疾患。

LR7 膝關

取法 脛骨內側踝下方，陰陵泉（脾經）往後1寸處即是。

解剖 股薄肌、半腱肌、〈肌支〉閉孔神經、脛神經、〈皮支〉隱神經、[血管]膝下內動脈、膝降動脈（隱支）

臨床 膝關節炎及類風濕性關節炎等

字義 「膝」指的是膝關節，「關」則有關口、隔間、門閂等意。意指此經穴位於膝關節部位，主治膝關節疾患。

LR8 曲泉

取法 彎曲膝關節時，膕窩橫紋內端可明確摸到的肌腱內側凹陷處即是。

解剖 股薄肌、半腱肌（肌腱）、半膜肌（肌腱）、〈肌支〉閉孔神經、脛神經、〈皮支〉隱神經、[血管]膝下內動脈、膝降動脈（隱支）

臨床 膝關節炎及類風濕性關節炎、生殖器官疾患（陰囊水腫、尿道炎、遺精症、子宮疾患等）、泌尿器官疾患（尿道炎或膀胱炎引起的頻尿與尿道疼痛、尿滯留等）、暈眩、神經衰弱、股神經痛等

字義 「曲」具有彎曲等意，這裡指的是膝關節部位。「泉」則為泉水、從地下湧出的水、水源等意。意指此經穴為膝關節部位的合穴，經氣經常出現反應而成為治療點。

LR9 陰包

取法 髖關節微彎並往外翻轉使筋肉緊繃，便會出現明確的縫匠肌，該肌肉的後方即是。

解剖 縫匠肌、股薄肌、〈肌支〉股神經、閉孔神經、〈皮支〉閉孔神經、[血管]膝降動脈（股動脈分支）

臨床 月經不順、腎臟或膀胱疾患引起的排尿困難、腰痛、下腹疼痛、閉孔神經痛、膝關節痛、足跟痛等

字義 「陰」的意思為陰經，這裡特別指生殖器官；「包」則是包覆之意。意指此經穴有肝經支配生殖器官，可應用於治療生殖器官疾患。

LR10 足五里

取法 大腿內側上方部位，氣衝（胃經）往外下方3寸、股動脈跳動處即是。

解剖 恥骨肌、內收長肌、〈肌支〉股神經、閉孔神經、〈皮支〉生殖股神經、[血管]股動脈

臨床 閉孔神經痛、中風（腦中風後遺症）等

字義 此穴的經穴名稱由來尚不明確。

陰廉・急脈・章門・期門

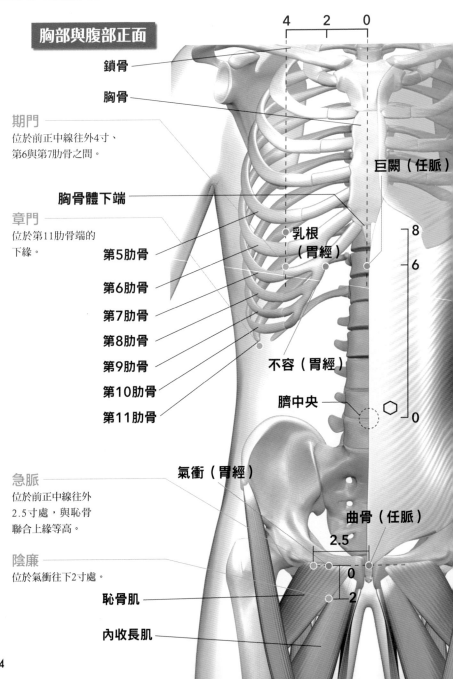

胸部與腹部正面

4　2　0

鎖骨

胸骨

期門
位於前正中線往外4寸、
第6與第7肋骨之間。

胸骨體下端

章門
位於第11肋骨端的
下緣。

第5肋骨

第6肋骨

第7肋骨

第8肋骨

第9肋骨

第10肋骨

第11肋骨

巨闕（任脈）

乳根
（胃經）

8

6

不容（胃經）

臍中央

0

急脈
位於前正中線往外
2.5寸處，與恥骨
聯合上緣等高。

氣衝（胃經）

曲骨（任脈）

2.5

陰廉
位於氣衝往下2寸處。

0

恥骨肌

2

內收長肌

LR11 陰廉

取 法 彎曲膝關節，髖關節微彎並往外翻轉，因為大腿抗阻力而內收，便會出現明確的內收長肌，該肌肉外側即是。

解剖 恥骨肌、〈肌支〉股神經、〈皮支〉生殖股神經、[血管] 股動脈

臨床 閉孔神經痛、精巢炎等

字 義 「陰」的意思為陰部，「廉」則是角、角落等意。意指此經穴位於陰部角落，主治生殖器官疾患。

LR12 急脈

取 法 與恥骨聯合上緣等高，曲骨（任脈）往外2.5寸處即是。

解剖 腹外斜肌、腹內斜肌、提睪肌（男性）、〈肌支〉肋間神經、髂下腹神經、生殖股神經、〈皮支〉髂下腹神經（前皮支）、髂腹股溝神經、[血管] 淺腹壁動脈、下腹壁動脈

臨床 生殖器官疾患（精巢炎、陰莖痛、大陰唇炎等）等

字 義 「急」意為急促、激烈，「脈」則是經脈之意。意指此經穴是用以治療外陰部疾患的劇烈症狀。

LR13 章門

取 法 側臥，第11肋骨前端下緣處即是。

解剖 腹外斜肌、腹內斜肌、〈肌支〉肋間神經、〈皮支〉肋間神經（外側皮支）、[血管] 肋間動脈

臨床 肝臟疾患（肝炎、肝臟肥大等）、腸胃疾患（嘔吐、消化不良、食慾不振、胃痙攣、腸絞痛等）、半身不遂、肋間神經痛、腰痛等

字 義 「章」具有裝飾、文章、一個段落、明確等意，「門」為出入口之意。意指此經穴是脾經的募穴，位於病邪進出之處，為可發揮療效的反應點與治療點。

LR14 期門

取 法 乳頭中央下方，乳根（胃經）往下1肋間、巨闕（任脈）往外4寸處即是。

解剖 胸大肌、〈肌支〉內外側胸肌神經、〈皮支〉肋間神經（前皮支與外側皮支）、[血管] 肋間動脈、胸肩峰動脈

臨床 肝臟疾患（肝炎、肝臟肥大等）、膽石症、肋間神經痛、肺炎或支氣管炎引發的劇烈咳嗽、婦科疾患（月經不順、子宮內膜炎等）、呃逆（打嗝）、神經衰弱等

字 義 「期」指的是決定時間、訂立目標、等候等，「門」則有出入口之意。意指此經穴是肝經的募穴，位於病邪進出之處，為可發揮療效的反應點與治療點。

13 督脈

起於小骨盆腔，來到會陰部，沿脊柱上行，於第3胸椎的身柱穴分流為2支，偏離脊柱通往風門穴，再於第1胸椎的陶道穴返回脊柱，沿枕部正中線上行，經頭頂部行至額部，通過鼻梁後從鼻尖行經人中，終止於上唇內面的黏膜。

長強・腰俞・腰陽關・命門・懸樞・脊中 ➡P.188
中樞・筋縮・至陽・靈臺・神道・身柱 ➡P.190
陶道・大椎・啞門・風府・腦戶・強間 ➡P.192
後頂・百會・前頂・顖會・上星 ➡P.194
神庭・素髎・水溝・兌端・齦交 ➡P.196

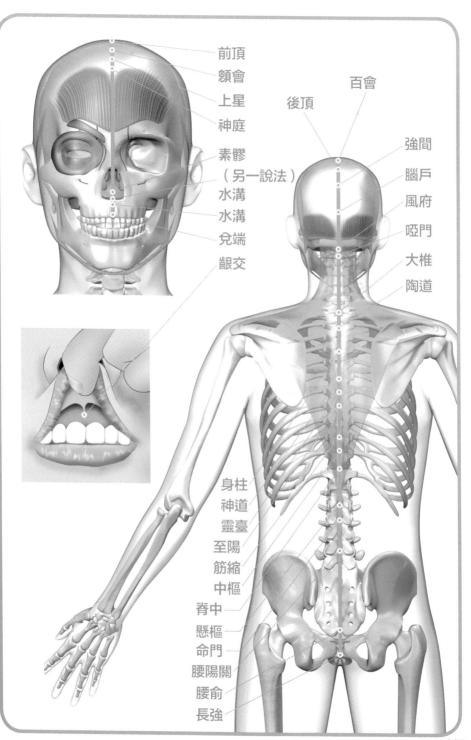

前頂
顖會
上星
神庭
素髎
（另一說法）
水溝
水溝
兌端
齦交

後頂
百會
強間
腦戶
風府
啞門
大椎
陶道

身柱
神道
靈臺
至陽
筋縮
中樞
脊中
懸樞
命門
腰陽關
腰俞
長強

長強・腰俞・腰陽關・命門・懸樞・脊中

命門
位於後正中線上，第2腰椎（L2）棘突下方凹陷處。

懸樞
位於後正中線上，第1腰椎（L1）棘突下方凹陷處。

脊中
位於後正中線上，第11胸椎（T11）棘突下方凹陷處。

腰陽關
位於後正中線上，第4腰椎（L4）棘突下方凹陷處。

腰俞
位於後正中線的骶裂孔上。

長強
位於尾骨下端與肛門之間。

腰部與
會陰部背面

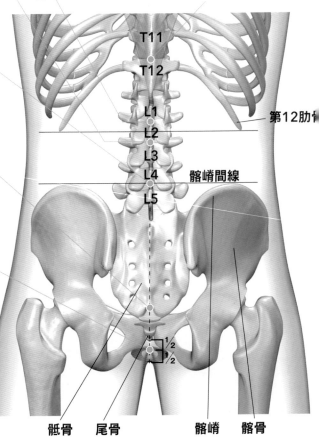

T11
T12
L1
L2
L3
L4
L5

第12肋骨

髂嵴間線

1/2
2

骶骨　　尾骨　　　　髂嵴　　髂骨

GV1 長強

取　法　採伏臥姿，尾骨下端的下方與肛門之間即是。

解剖　肛尾韌帶、肛門外括約肌、〈肌支〉陰部神經（下直腸神經）、〈皮支〉陰部神經（下直腸神經）、[血管] 內陰動脈（下直腸動脈）

臨床　肛門疾患（痔疾、痔瘻、脫肛）等

字　義　「長」意為長的、培育、養育、旺盛等，「強」則有強壯、健康、身心之力強勁等意。意指此經穴可增進陽氣、調養並壯大身心。

GV2 腰俞

取法 股溝正上方、骶裂孔的凹陷處即是。

解剖 骶尾後淺韌帶、〈皮支〉骶神經後支、[血管] 臀下動脈

臨床 腰痛、腰部冰冷、痔疾、膀胱麻痺等

字義 「腰」意為腰部，「俞」則有注入、修正、運送等意。意指此經穴可治療腰部疾患。

GV3 腰陽關

取法 第4與第5腰椎棘突之間的凹陷處即是。

※第4腰椎棘突位於髂嵴間線與後正中線的交會點上。

解剖 棘上韌帶、棘間韌帶、棘間肌、〈肌支〉腰神經後支、〈皮支〉腰神經後支、[血管] 腰動脈背支

臨床 腰痛、下肢神經痛及類風濕性關節炎、關節炎或關節痛、腰部及下腹部冰冷、遺尿症、頻尿、膀胱炎、膀胱麻痺、便祕等

字義 「陽」的意思為陽經，「關」則具有堰、隔間、門門、出入處等意。意指此經穴有陽經脈氣進出而可治病。

GV4 命門

取法 第2與第3腰椎棘突之間的凹陷處即是。

※第2腰椎棘突位於兩側第12肋骨端連線與後正中線的交會點上。

解剖 棘上韌帶、棘間韌帶、棘間肌、〈肌支〉腰神經後支、〈皮支〉腰神經後支、[血管] 腰動脈背支

臨床 腰痛、腰椎骨疽、精力衰退、婦科疾患（尤指子宮出血），鼻出血、腸出血與痔出血等所有出血症狀等

字義 「命」的意思為生命、生命力等，這裡指兩腎之間、先天原氣寄宿之所。「門」則是出入口之意。意指此經穴位於生命力出入之所，與腎臟密切相關。

GV5 懸樞

取法 找到第2腰椎棘突，往上1節、第1與第2腰椎棘突之間的凹陷處即是。

解剖 棘上韌帶、棘間韌帶、棘間肌、〈肌支〉腰神經後支、〈皮支〉腰神經後支、[血管] 腰動脈背支

臨床 腰痛、腰椎骨疽、消化器官疾患（嘔吐、消化不良、胃炎、腸炎、腹瀉）等

字義 「懸」具有懸掛、披掛等意，「樞」則用以表示重要之意。這裡意指此經穴與三焦密切相關。

GV6 脊中

取法 找到第2腰椎棘突，往上3節棘突、第11與第12胸椎棘突之間的凹陷處即是。

解剖 棘上韌帶、棘間韌帶、〈皮支〉胸神經後支、[血管] 肋間動脈背支

臨床 脊髓炎、脊椎骨疽等

字義 「脊」意為脊柱，「中」則是指中央。意指此經穴位於脊柱中央。

中樞・筋縮・至陽・靈臺・神道・身柱

身柱
位於後正中線上，第3胸椎（T3）棘突下方凹陷處。

斜方肌

肩胛棘

肩胛棘內端

肩峰

上背部背面

神道
位於後正中線上，第5胸椎（T5）棘突下方凹陷處。

靈臺
位於後正中線上，第6胸椎（T6）棘突下方凹陷處。

至陽
位於後正中線上，第7胸椎（T7）棘突下方凹陷處。

肩胛骨

肩胛骨下角

C7
T1
T2
T3
T4
T5
T6
T7
T8
T9
T10
T11
T12

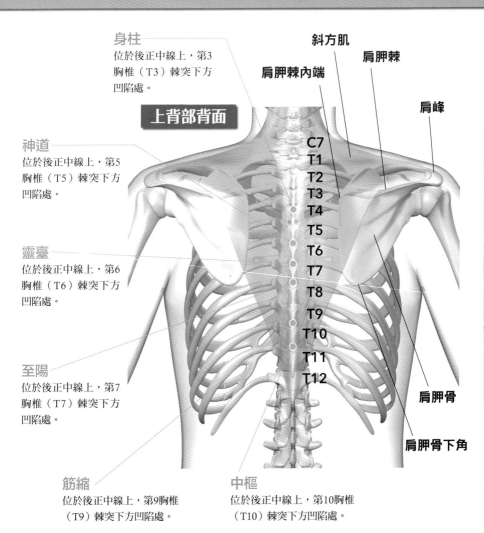

筋縮
位於後正中線上，第9胸椎（T9）棘突下方凹陷處。

中樞
位於後正中線上，第10胸椎（T10）棘突下方凹陷處。

GV7 中樞

取法 在左右肩胛骨下角連線與後正中線的交會處找到第7胸椎棘突，往下3節棘突，第10與第11胸椎棘突之間的凹陷處即是。

解剖 棘上韌帶、棘間韌帶、〈皮支〉胸神經後支、[血管] 肋間動脈背支

臨床 食道痙攣、背部痛、肋間神經痛、小兒夜啼或抽搐等異常行為等

字義 「中」意為裡面、命中等，「樞」則有重要之意。意指此穴位於身體正中央，是相當重要的經穴。

GV8 筋縮

取法 在左右肩胛骨下角連線上找到第7胸椎棘突，往下2節棘突，第9與第10胸椎棘突之間的凹陷處即是。

解剖 棘上韌帶、棘間韌帶、〈皮支〉胸神經後支、[血管] 肋間動脈背支

臨床 背部痛、中風（腦中風後遺症）、小兒麻痺與顏面神經痛等麻痺性疾患、癲癇、歇斯底里症等

字義 「筋」的意思為筋、肌肉，在五行色體表的五體中歸屬於肝；「縮」則有收縮、管理之意。意指此經穴位於肌肉收縮之處，可使鬆弛的筋肉緊縮，與肝臟有關。

GV9 至陽

取法 在左右肩胛骨下角連線上找到第7胸椎棘突，該棘突下方的凹陷處即是。

解剖 棘上韌帶、棘間韌帶、〈皮支〉胸神經後支、[血管] 肋間動脈背支

臨床 腎炎、胃部疾患（食慾不振、胃酸過多、胃張力缺乏）、背部痛等

字義 「至」意為到達，「陽」則是指背部。意指此經穴位於通往陽的部位，此穴往上即為人體的陽部，故與陽息息相關。

GV10 靈臺

取法 找到第7胸椎棘突，往上1節，第6與第7胸椎棘突之間的凹陷處即是。

解剖 棘上韌帶、棘間韌帶、〈皮支〉胸神經後支、[血管] 肋間動脈背支

臨床 哮喘、咳嗽、背部痛等

字義 「靈」具有靈魂、神靈、神奇事物等意，這裡是指心臟。「臺」則意為上面可擺放物品並予以支撐之物、成為事物基礎之物。意指此經穴位於承載心臟之處，與心臟相關。

GV11 神道

取法 找到第7胸椎棘突，往上2節，第5與第6胸椎棘突之間的凹陷處即是。

解剖 棘上韌帶、棘間韌帶、〈皮支〉胸神經後支、[血管] 肋間動脈背支

臨床 機能性疾患（神經衰弱、歇斯底里症、癲癇、小兒痙攣等）、心悸亢進症等

字義 「神」的意思為天神、精神、心靈等，在五行色體表的五神中歸屬於心；「道」則具有道路之意。意指此經穴位於通往心臟之處，與心臟相關。

GV12 身柱

取法 後正中線與肩胛棘內端水平線交會處的第3胸椎棘突下方凹陷處即是。

解剖 棘上韌帶、棘間韌帶、〈皮支〉胸神經後支、[血管] 肋間動脈背支

臨床 脊髓炎、脊椎骨疽等

字義 「身」意為身體、軀幹，「柱」則是柱子、支撐物，也就是指支柱。意指此穴位於身體重要之處。

陶道・大椎・啞門・風府・腦戶・強間

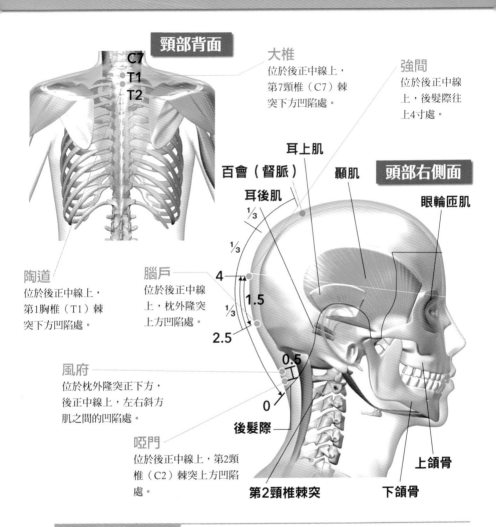

頸部背面

C7
T1
T2

大椎
位於後正中線上，
第7頸椎（C7）棘
突下方凹陷處。

強間
位於後正中線
上，後髮際往
上4寸處。

耳上肌

百會（督脈）

顳肌

頭部右側面

耳後肌

眼輪匝肌

1/3

1/3

陶道
位於後正中線上，
第1胸椎（T1）棘
突下方凹陷處。

腦戶
位於後正中線
上，枕外隆突
上方凹陷處。

4

1.5

1/3

2.5

風府
位於枕外隆突正下方，
後正中線上，左右斜方
肌之間的凹陷處。

0.5

0

啞門
位於後正中線上，第2頸
椎（C2）棘突上方凹陷
處。

後髮際

第2頸椎棘突

上頜骨

下頜骨

GV13 陶道

取　法 在後頸部找到最突出隆起處的第7頸椎棘突，往下1節、第1與第2胸椎棘突之間的凹陷處即是。

解剖 棘上韌帶、棘間韌帶、〈皮支〉胸神經後支、[血管] 肋間動脈背支

臨床 感冒、頭痛、頭沉、暈眩、脖頸僵硬等

字　義 「陶」的意思為陶瓷器、開啟、喜悅、養育等，「道」則是道路之意。意指此經穴位於道路開啟之處，也就是陽脈之海（指督脈）、陽氣運行旺盛的地方，能有效治療陽氣鬱滯所引發的病症。

GV14 大椎

取法 在後頸部找到最突出隆起處的第7頸椎棘突，第7頸椎與第1胸椎棘突之間的凹陷處即是。

解剖 棘上韌帶、棘間韌帶、棘間肌、〈肌支〉頸神經後支、〈皮支〉頸神經後支、[血管]頸橫動脈上行支

臨床 脖頸僵硬、頭痛、鼻出血、鼻炎或扁桃腺炎引起的發燒等

GV15 啞門

取法 頸窩中央、後髮際上方，風府往下0.5寸處即是。

解剖 頸韌帶、棘間肌、〈肌支〉頸神經後支、〈皮支〉頸神經後支、[血管]頸橫動脈上行支

臨床 腦溢血或高血壓等所引起的語言障礙、脖頸僵硬等

GV16 風府

取法 頸部輕輕後彎，用手指從後髮際中央朝枕骨往上撫摸時，手指停頓之處即是。

解剖 頸韌帶、〈皮支〉枕大神經、[血管]枕動脈、頸橫動脈上行支

臨床 鼻部疾患（鼻出血、慢性鼻竇炎、鼻炎）、腦充血、腦溢血、高血壓、頭痛、神經衰弱、語言障礙等

GV17 腦戶

取法 後正中線的垂直線與枕外隆突上緣的水平線交會點上的凹陷處即是。與玉枕（膀胱經）等高。

解剖 枕肌、〈肌支〉顏面神經、〈皮支〉枕大神經、[血管]枕動脈

臨床 腦充血、枕神經痛等

GV18 強間

取法 腦戶往上1.5寸，將腦戶與百會的連線3等分，距離腦戶1/3處即是。

解剖 帽狀腱膜、〈皮支〉枕大神經、[血管]枕動脈

臨床 頭痛、腦充血、高血壓、癲癇等

後頂・百會・前頂・顖會・上星

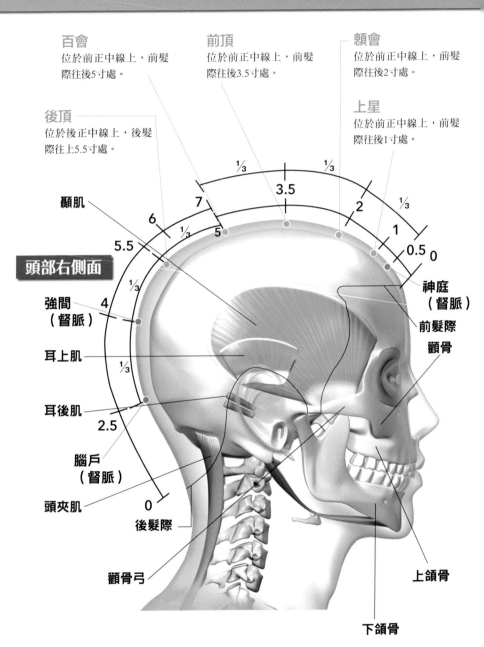

百會
位於前正中線上，前髮際往後5寸處。

前頂
位於前正中線上，前髮際往後3.5寸處。

顖會
位於前正中線上，前髮際往後2寸處。

後頂
位於後正中線上，後髮際往上5.5寸處。

上星
位於前正中線上，前髮際往後1寸處。

顳肌

頭部右側面

強間
（督脈）

耳上肌

耳後肌

腦戶
（督脈）

頭夾肌

後髮際

顴骨弓

神庭
（督脈）

前髮際

顴骨

上頜骨

下頜骨

GV19 後頂

取 法 腦戶往上3寸,將腦戶與百會的連線3等分,距離百會1/3處即是。

解剖 帽狀腱膜、〈皮支〉枕大神經、[血管] 枕動脈

臨床 頭痛、暈眩等

字 義 「後」意為後面,「頂」則是頂部、頂骨。穴名對應於前頂,意指此穴位於頭頂部位的百會後方。

GV20 百會

取 法 翻折耳朵時,左右耳尖連線的中間處即是。

解剖 帽狀腱膜、〈皮支〉枕大神經、眼神經(三叉神經第1條分支)、[血管] 眶上動脈、淺顳動脈、枕動脈

臨床 所有腦部疾患(腦充血、腦溢血、高血壓、神經衰弱、癲癇、失眠症、頭痛等)、鼻部疾患(慢性鼻竇炎等)、肛門疾患(痔核、脫肛)等

字 義 「百」有一百次、很多、充分等意,「會」則具有見面、會合、交會等意。由此可知,此穴為許多經脈匯集、交會之處,是整合人體陽氣的重要經穴。

GV21 前頂

取 法 百會往前1.5寸,將百會與神庭的連線3等分,距離百會1/3處即是。

解剖 帽狀腱膜、〈皮支〉眼神經(三叉神經第1條分支)、[血管] 眶上動脈

臨床 百會的輔助穴

字 義 「前」意為前面,「頂」則是頂部、頂骨。穴名對應於後頂,意指此穴位於頭頂部位的百會前方。

GV22 顖會

取 法 百會往前3寸,將百會與神庭的連線3等分,距離神庭1/3處即是。

解剖 帽狀腱膜、額肌、〈肌支〉顏面神經(顳支、顴支)、〈皮支〉眼神經(三叉神經第1條分支)、[血管] 眶上動脈

臨床 神經衰弱、失眠症、高血壓、頭痛、慢性鼻竇炎等

字 義 「顖」為描摹顱骨所形成的文字,意為頂部等,「會」則具有見面、會合、交會等意。即此經穴位於顱骨,相當於前囟門部位之處。

GV23 上星

取 法 顖會的前方,與前髮際的中間處即是。

解剖 額肌、〈肌支〉顏面神經(顳支、顴支)、〈皮支〉眼神經(三叉神經第1條分支)、[血管] 滑車上動脈、眶上動脈

臨床 眼科疾患、鼻部疾患、眶上神經痛等

字 義 「上」意為上面、頭,「星」則是星星、小點之意。意指位於頭部的重要經穴。

神庭・素膠・水溝・兌端・齦交

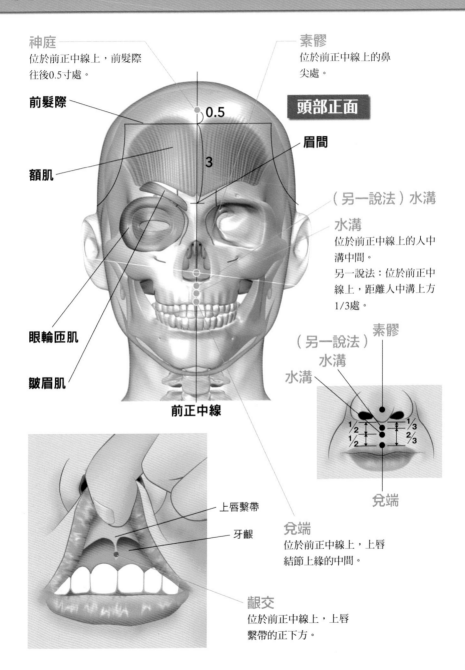

神庭
位於前正中線上，前髮際
往後0.5寸處。

素膠
位於前正中線上的鼻
尖處。

前髮際

頭部正面

0.5

眉間

3

額肌

（另一說法）水溝

水溝
位於前正中線上的人中
溝中間。
另一說法：位於前正中
線上，距離人中溝上方
1/3處。

眼輪匝肌

素膠

（另一說法）

水溝

水溝

皺眉肌

1/2　　1/3
1/2　　2/3

前正中線

兌端

上唇繫帶

牙齦

兌端
位於前正中線上，上唇
結節上緣的中間。

齦交
位於前正中線上，上唇
繫帶的正下方。

GV24 神庭

取 法 前髮際往後0.5寸，若前髮際不明確，則以眉間中心點往上3.5寸處即是。

解剖 額肌、〈肌支〉顏面神經（顳支、顴支）、〈皮支〉眼神經（三叉神經第1條分支）、[血管] 滑車上動脈、眶上動脈

臨床 神經衰弱、失眠症、高血壓、頭痛、慢性鼻竇炎等

字 義 「神」意為天神、精神、心靈，「庭」則是庭院。意指此經穴主治精神與神經疾患。

GV25 素髎

取 法 鼻尖端中央，用手指按壓時會格外下凹之處即是。

解剖 〈皮支〉眼神經（三叉神經第1條分支）、[血管] 顏面動脈、鼻背動脈

臨床 鼻塞、鼻出血等

字 義 「素」意為起源、白線、原貌，「髎」則是角落。意指此經穴位於鼻尖部位。

GV26 水溝

取 法 前正中線上，鼻中隔正下方與上唇結節上緣的中間處即是。

解剖 口輪匝肌、〈肌支〉顏面神經（頰支、下頷緣支）、〈皮支〉上頷神經（三叉神經第2條分支）、[血管] 上唇動脈

臨床 腦充血、腦溢血、歇斯底里症、因癲癇等症狀或緊急事故等導致不醒人事時所用的甦醒穴

字 義 水溝，即意指此經穴位於鼻水流經的溝槽（人中）上。

GV27 兌端

取 法 前正中線上，上唇結節的上緣即是。

解剖 口輪匝肌、〈肌支〉顏面神經（頰支、下頷緣支）、〈皮支〉上頷神經（三叉神經第2條分支）、[血管] 上唇動脈

臨床 顏面神經麻痺（不常使用）等

字 義 「兌」意為交換、更換、順暢、接合處，「端」則是邊緣。意指此經穴位於上唇中央前端，皮膚與黏膜的接合處。

GV28 齦交

取 法 將上唇往上翻起，上唇繫帶與牙齦的接合處即是。

解剖 上唇繫帶、〈皮支〉上頷神經（三叉神經第2條分支）、[血管] 前上齒槽動脈

臨床 現在很少使用

字 義 「齦」意為牙齦、上牙根，「交」則是交會之意。意指此經穴位於牙齦部位，為任脈、督脈與胃經交會之處。

14　任脈

起於小骨盆腔，來到會陰部，歸屬於生殖器，從鼠蹊部沿腹部正中線上行，再沿胸部正中線而上，循環於咽喉部，行至口唇與督脈合流。另一支則從口唇行至下眼窩，於承泣穴與胃經合流。

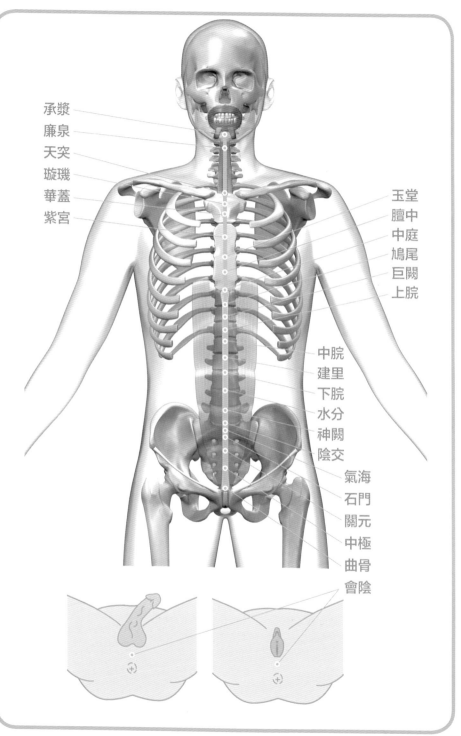

承漿
廉泉
天突
璇璣
華蓋
紫宮

玉堂
膻中
中庭
鳩尾
巨闕
上脘

中脘
建里
下脘
水分
神闕
陰交

氣海
石門
關元
中極
曲骨
會陰

會陰・曲骨・中極・關元・石門・氣海

關元
位於前正中線上，臍中央往下3寸處。

石門
位於前正中線上，臍中央往下2寸處。

氣海
位於前正中線上，臍中央往下1.5寸處。

下腹部與
會陰部正面

臍中央　　　神闕（任脈）

髂骨

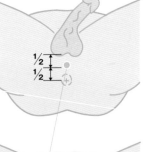

0
1
2
3
4
5

恥骨　　　坐骨　　　恥骨聯合　　股骨

恥骨聯合上緣

會陰
會陰部的中央部位。

中極
位於前正中線上，臍中央往下4寸處。

曲骨
位於前正中線上，恥骨聯合上緣。

CV1 會陰

取法　採側臥姿或是膝胸位，男性是在肛門與陰囊根部連線的中間處，女性則是在肛門與唇後連合連線的中間處。

解剖　會陰中央腱、肛門外括約肌、〈肌支〉陰部神經、〈皮支〉股後皮神經（會陰支）、陰部神經（下直腸神經與會陰神經）、[血管] 內陰動脈

臨床　慢性肛門疾患等

字義　「會」意為相會、集結，「陰」指的則是前陰、後陰（生殖器與肛門）。意指此經穴位於會陰部。

CV2 曲骨

取法 下腹部正中線上，恥骨聯合的上緣即是。

解剖 腹白線、〈皮支〉髂下腹神經（前皮支）、髂腹股溝神經、[血管] 淺腹壁動脈、下腹壁動脈

臨床 泌尿器官疾患（尿道炎、膀胱炎、膀胱麻痺、尿滯留）、生殖器官疾患（下腹疼痛、白帶）等

字義 曲骨相當於現在所說的恥骨，經穴名稱顯示出此穴位於其近端部位。

CV3 中極

取法 下腹部正中線上，臍中央往下4寸、曲骨往上1寸處即是。

解剖 腹白線、〈皮支〉髂下腹神經（前皮支）、[血管] 淺腹壁動脈、下腹壁動脈

臨床 膀胱疾患（膀胱炎、膀胱麻痺、尿道炎、夜尿症）、生殖器官疾患（前列腺炎、子宮內膜炎、白帶、月經不順、經痛、不孕症、下腹冰冷或緊繃）、坐骨神經痛等

字義 「中」意為裡面、命中，「極」則是極限、最上面，延伸為重要之意。此處容納重要器官，故稱為極，意指此穴為重要器官的反應點與治療點。

CV4 關元

取法 肚臍（神闕）與曲骨連線的中間往下0.5寸處即是。

解剖 腹白線、〈皮支〉肋間神經（前皮支）、髂下腹神經（前皮支）、[血管] 淺腹壁動脈、下腹壁動脈

臨床 小腸疾患（消化不良、腸炎）、生殖器官疾患（精巢炎、子宮疾患、不孕症、月經不順、經痛）、泌尿器官疾患（尿滯留、頻尿、夜尿症）、肛門疾患等

字義 「關」指的是關口、隔間、門門、重要，「元」則是入匯集之處、開頭、大的。意指此穴為先天原氣與後天原氣匯集的重要經穴。

CV5 石門

取法 肚臍（神闕）與曲骨連線的中間往上0.5寸處即是。

解剖 腹白線、〈皮支〉肋間神經（前皮支）、[血管] 淺腹壁動脈、下腹壁動脈

臨床 小腸疾患（消化不良、腸炎）、生殖器官疾患（精巢炎、子宮疾患、不孕症、月經不順、經痛）、泌尿器官疾患（尿滯留、頻尿、夜尿症）、肛門疾患等

字義 「石」指的是石頭、石碑、硬物的外觀，「門」則是出入口之意。意指此經穴主要用於治療硬結或腫瘤等。

CV6 氣海

取法 下腹部正中線上，臍中央往下1.5寸處即是。

解剖 腹白線、〈皮支〉肋間神經（前皮支）、[血管] 淺腹壁動脈、下腹壁動脈

臨床 腸疾患（腸炎、腸絞痛）、機能性疾患（歇斯底里症）、泌尿器官疾患、生殖器官疾患（子宮肌瘤、月經不順）、腰痛、下肢冰冷等

字義 「氣」意為精氣、能源、水蒸氣等，「海」則具有大海、廣大、聚集等意。意指此經穴位於元氣匯聚之處。

陰交・神闕・水分・下脘・建里・中脘

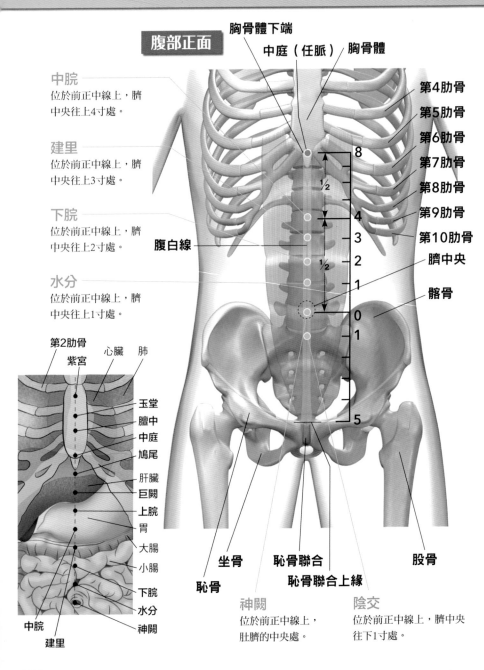

腹部正面

胸骨體下端

中庭（任脈）　胸骨體

中脘
位於前正中線上，臍中央往上4寸處。

建里
位於前正中線上，臍中央往上3寸處。

下脘
位於前正中線上，臍中央往上2寸處。

腹白線

水分
位於前正中線上，臍中央往上1寸處。

第4肋骨
第5肋骨
第6肋骨
第7肋骨
第8肋骨
第9肋骨
第10肋骨
臍中央
髂骨

第2肋骨　心臟　肺
紫宮

玉堂
膻中
中庭
鳩尾
肝臟
巨闕
上脘
胃
大腸
小腸
下脘
水分
中脘
神闕
建里

坐骨　恥骨聯合　股骨
恥骨　恥骨聯合上緣

神闕
位於前正中線上，肚臍的中央處。

陰交
位於前正中線上，臍中央往下1寸處。

CV7 陰交

取法 下腹部正中線上，臍中央往下1寸處即是。

解剖 腹白線、〈皮支〉肋間神經（前皮支）、[血管] 淺腹壁動脈、下腹壁動脈

臨床 腸疾患（腸炎、腸絞痛）、機能性疾患（歇斯底里症）、泌尿器官疾患、生殖器官疾患（子宮肌瘤、月經不順）、腰痛、下肢冰冷等

字義 「陰」意為陰處、陰經，「交」則有交會之意。意指此經穴位於任脈、少陰腎經與衝脈（奇經）交會之處。

CV8 神闕

取法 肚臍中央處即是。

解剖 〈皮支〉肋間神經（前皮支）、[血管] 淺腹壁動脈、下腹壁動脈、上腹壁動脈

臨床 消化器官疾患（消化不良、食慾不振、胃張力缺乏）、婦科疾患（子宮脫垂等）、夏日疲倦、全身倦怠等

字義 「神」意為天神、精神、心靈，「闕」則是門的意思。意指此經穴有寄宿於心臟的精神出入。

CV9 水分

取法 上腹部正中線上，臍中央往上1寸處即是。

解剖 腹白線、〈皮支〉肋間神經（前皮支）、[血管] 上腹壁動脈

臨床 胃部疾患（尤指胃下垂、胃張力缺乏等胃內停水）、腎炎、小便不利、腹瀉等

字義 意指此經穴位於區「分」「水」之清濁的地方，不需要的水分便從此處送往膀胱，不需要的殘渣則送往大腸。

CV10 下脘

取法 上腹部正中線上，臍中央往上2寸處即是。

解剖 腹白線、〈皮支〉肋間神經（前皮支）、[血管] 上腹壁動脈

臨床 胃部疾患（胃下垂、胃擴張、胃痙攣等）、腎臟疾患等

字義 「下」意為下方，「脘」則有胃、油之意，穴名對應於上脘與中脘，意指此經穴位於胃的下部（幽門部），主治胃部疾患。

CV11 建里

取法 上腹部正中線上，找到中脘後，其下方1寸處即是。

解剖 腹白線、〈皮支〉肋間神經（前皮支）、[血管] 上腹壁動脈

臨床 胃部疾患（胃下垂、胃擴張、胃痙攣等）、腎臟疾患等

字義 「建」意為建造、建蓋、發生，「里」則有故里、路程之意。意指此經穴位於接在胃後面的小腸的起點處。

CV12 中脘

取法 上腹部正中線上，胸骨體下端（中庭）與臍中央（神闕）的中間處即是。

解剖 腹白線、〈皮支〉肋間神經（前皮支）、[血管] 上腹壁動脈

臨床 胃部疾患、腸炎、腸絞痛、子宮或內臟位置異常、惡阻（孕吐）、神經衰弱、失眠症等

字義 「中」的意思為裡面，「脘」則有胃、油之意。意指此穴位於胃的中央部位，為胃部疾患的反應點與治療點，屬於相當重要的經穴。

上脘・巨闕・鳩尾・中庭・膻中・玉堂

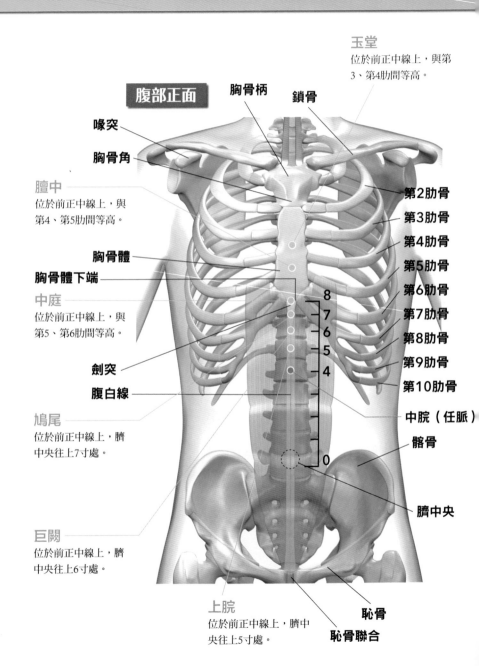

玉堂
位於前正中線上，與第
3、第4肋間等高。

腹部正面

喙突

胸骨柄

鎖骨

胸骨角

膻中
位於前正中線上，與
第4、第5肋間等高。

第2肋骨

第3肋骨

第4肋骨

胸骨體

第5肋骨

胸骨體下端

第6肋骨

中庭
位於前正中線上，與
第5、第6肋間等高。

第7肋骨

第8肋骨

劍突

第9肋骨

腹白線

第10肋骨

中脘（任脈）

鳩尾
位於前正中線上，臍
中央往上7寸處。

髂骨

臍中央

巨闕
位於前正中線上，臍
中央往上6寸處。

恥骨

上脘
位於前正中線上，臍中
央往上5寸處。

恥骨聯合

CV13 上脘

取　法　上腹部正中線上，找到中脘後，其上方1寸處即是。

解剖　腹白線、〈皮支〉肋間神經（前皮支）、[血管] 上腹壁動脈
臨床　胃部疾患、腸炎、腸絞痛、子宮或內臟位置異常、惡阻（孕吐）、神經衰弱、失眠症等

字　義　「上」意為上方，「脘」則有胃、油之意。意指此穴位於胃的上部（賁門部），主治胃部疾患。

CV14 巨闕

取　法　上腹部正中線上，找到中脘後，其上方2寸處即是。

解剖　腹白線、〈皮支〉肋間神經（前皮支）、[血管] 上腹壁動脈
臨床　心臟疾患（心臟部位疼痛、心悸亢進症、狹心症等）、胃部疾患（胃痙攣、胃酸過多、胃擴張、嘔吐等）、哮喘、咳嗽、上下肢神經痛或類風濕性關節炎、腰痛等

字　義　「巨」意為大的、重要，「闕」則是宮門的意思。意指此穴為心經的募穴，心臟的精氣進出之處，為心臟疾患的反應點與治療點，是相當重要的經穴。

CV15 鳩尾

取　法　上腹部正中線上，胸骨體下端往下1寸處即是。

解剖　腹白線、〈皮支〉肋間神經（前皮支）、[血管] 上腹壁動脈
臨床　心臟神經官能症、哮喘、支氣管炎、神經衰弱、呃逆（打嗝）、嘔吐等

字　義　鳩尾指的就是現在所說的胸骨劍突。意指此一經穴位於其近端處（正下方）。

CV16 中庭

取　法　前正中線與胸骨體下端的交會點即是。

解剖　〈皮支〉肋間神經（前皮支）、[血管] 內胸動脈分支
臨床　心臟部位疼痛、食道狹窄等

字　義　「中」意為裡面、命中，「庭」則有庭院、家門前的廣場等意。意指此經穴位於相當於心臟部位的前庭處。

CV17 膻中

取　法　胸骨前面正中線與兩乳頭連線的交會點，與第4、第5肋間等高處即是。

解剖　〈皮支〉肋間神經（前皮支）、[血管] 內胸動脈分支
※第4肋間有時會產生先天性胸骨裂孔。施針時須注意。
臨床　狹心症等心臟疾患、神經衰弱、歇斯底里症、肋間神經痛、乳汁分泌不足、背部痛等

字　義　「膻」指的是裸上身、膽（膽囊）、心包，「中」則具有裡面、命中等意。意指此穴位於心臟下方的心包處，屬於募穴，是相當重要的經穴。

CV18 玉堂

取　法　以胸骨角（第2肋骨的高度）為基準，胸骨前面的正中線上，與第3、第4肋間等高處即是。

解剖　〈皮支〉肋間神經（前皮支）、[血管] 內胸動脈分支
臨床　狹心症等心臟疾患、神經衰弱、歇斯底里症、肋間神經痛、乳汁分泌不足、背部痛等

字　義　玉堂有美麗殿堂之意。意指此經穴位於心臟部位。

紫宮・華蓋・璇璣・天突・廉泉・承漿

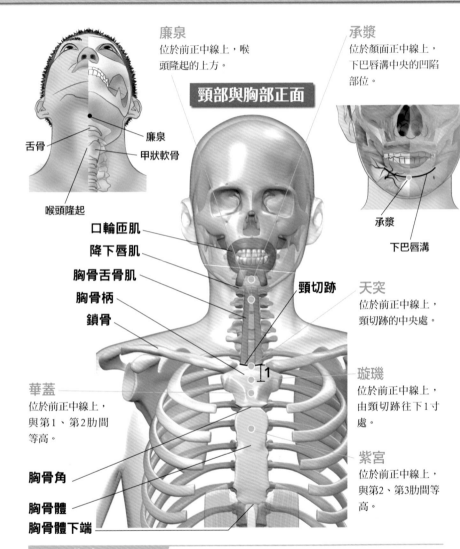

廉泉
位於前正中線上，喉頭隆起的上方。

承漿
位於顏面正中線上，下巴唇溝中央的凹陷部位。

頸部與胸部正面

舌骨
廉泉
甲狀軟骨
喉頭隆起

口輪匝肌
降下唇肌
胸骨舌骨肌
胸骨柄
鎖骨

頸切跡

承漿
下巴唇溝

天突
位於前正中線上，頸切跡的中央處。

華蓋
位於前正中線上，與第1、第2肋間等高。

胸骨角
胸骨體
胸骨體下端

璇璣
位於前正中線上，由頸切跡往下1寸處。

紫宮
位於前正中線上，與第2、第3肋間等高。

CV19 紫宮

取　法 胸骨前面的正中線上，胸骨角（第2肋骨的高度）下方，與第2、第3肋間等高處即是。

字　義 穴名意為君主的寶座，意指位於心臟部位的重要經穴。

解剖 〈皮支〉肋間神經（前皮支）、[血管] 內胸動脈分支

臨床 膻中的輔助穴

CV20 華蓋

取　法　胸骨前面的正中線上，胸骨角（第2肋骨的高度）上方，與第1、第2肋骨等高處即是。

解剖　〈皮支〉鎖骨上神經、肋間神經（前皮支）、[血管] 內胸動脈分支

臨床　狹心症等心臟疾患、神經衰弱、歇斯底里症、肋間神經痛、乳汁分泌不足、背部痛等

字　義　指五臟最上方部位、狀如蓮花的肺，意指此經穴與肺有關。

CV21 璇璣

取　法　前正中線上，天突往下1寸處即是。

解剖　〈皮支〉鎖骨上神經、肋間神經（前皮支）、[血管] 內胸動脈分支

臨床　狹心症等心臟疾患、神經衰弱、歇斯底里症、肋間神經痛、乳汁分泌不足、背部痛等

字　義　「璇」意為美麗的紅玉，「璣」則有不圓的小珠子之意，為美麗又高貴的玉石，表示重要性。意指此經穴位於心臟部位。

CV22 天突

取　法　前正中線上，胸骨頸切跡正上方最深的凹陷處即是。

解剖　胸骨舌骨肌、〈肌支〉頸攀神經、〈皮支〉頸橫神經、[血管] 下甲狀腺動脈

臨床　呼吸器官疾患（咽喉炎、支氣管炎、哮喘、咳嗽、扁桃腺炎）等

字　義　「天」意為上半身，這裡是指頸部以上的部位，「突」則有摸得到、刺入等意。意指此經穴對頭部的病變能發揮療效。

CV23 廉泉

取　法　前正中線上，頸部輕輕後彎，摸到舌骨上方的凹陷處即是。

解剖　〈皮支〉頸橫神經、[血管] 上甲狀腺動脈

臨床　舌頭或咽喉的疾患等

字　義　「廉」意為角落、旁邊，「泉」則有泉水、湧出、起點等意。意指此經穴位於喉頭隆起與舌骨的角落處。

CV24 承漿

取　法　顏面正中線上，下巴唇溝的中央處即是。

解剖　口輪匝肌、降下唇肌、〈肌支〉顏面神經（下頜緣支）、〈皮支〉下頜神經（三叉神經第3條分支）、[血管] 下唇動脈

臨床　顏面神經麻痺、三叉神經痛、下排牙齒疼痛、語言障礙等

字　義　「承」具有接受、承接等意；「漿」則有汁液、白色汁液、黏糊的飲品等意，這裡指的是唾液（口水）。意指此經穴位於承接唾液（口水）之處。

徹底掌握全身的東洋醫學診察風格
「四診」

　　無論西洋或東洋醫學上有何差異，在治療前都必須進行觀察與診察。然而，東洋醫學較重視臟器或器官等全身的關聯性，會採用更能綜合檢視身心狀態的4種診察方法，即望診、聞診、切診與問診，合稱為**四診**。

　　所謂的**望診**，是用眼睛端詳的診察法，即仔細觀察患者。體型、臉色、姿勢或走路方式等都要診察，因此是從患者開門進入施術空間內的瞬間便開始。舉例來說，頭髮若乾燥、失去潤澤，則懷疑是血虛（血液不足的狀態）或腎虛（腎機能低下的狀態）；嘴唇若乾燥，則猜測是脾失調。診斷舌頭狀態的舌診雖然簡單，卻能準確掌握身心的狀態，是東洋醫學別具特色的診斷法。根據形狀、顏色、舌苔有無等各式各樣的辨別方式，可將舌頭的狀態分成多達數十類。

　　聞診則是一種從患者的體臭、口臭、呼吸或聲調探究出身體不適原因的診察法。聲音大小成了判定虛實辯證的依據，從呼吸狀態則可預測出肺、腎之氣的異常等。一般來說，望診與後述的問診會一起同步進行。

　　切診為接觸患者的診察法，大致分為脈診、腹診與切經。脈診是碰觸手腕來確認脈搏，重視這種從脈搏的次數、節律、強弱等來判斷的脈象。健康狀態稱為平脈，因身體狀況的變化所產生的病脈已定義的則有28類。腹診與切經皆為接觸身體的診察法，確認腹部的腹診在日本格外受到重視。

　　問診是向患者詢問症狀等。詢問發燒、疼痛等是「何時、如何發生的」，或是確認病史與體質等，這點和西洋醫學並無二致。然而，疼痛等的分類方式或是根據證候進行辨別等細節則各異。此外，東洋醫學相當重視全身的關聯性，舉例來說，除了一定會針對足部疼痛直接診斷該部位，還會把通過該部位經絡相關的臟腑異常也考慮在內，一步步探究出病因。

第3章

奇穴

奇穴48穴

●不屬於十四經脈，名稱、部位與主治範疇皆已確立。
●根據經驗推斷出按壓哪些地方會痛、哪些地方可讓身體得到舒緩。

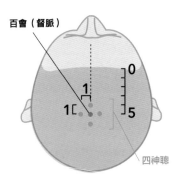

百會（督脈）

四神聰

當陽

印堂

魚腰

球後

耳尖

太陽

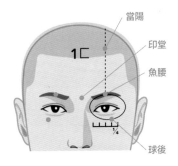

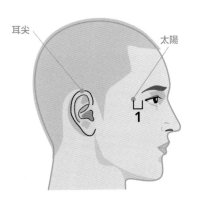

Ex-HN1 四神聰

取 法 以百會（督脈）〔前髮際往後5寸處〕為中心，前後左右各1寸處的4個穴即是。
臨床 頭痛、暈眩、癲癇等

Ex-HN2 當陽

取 法 瞳孔正上方，前髮際往後1寸處即是。
臨床 眼睛痛、鼻塞、感冒等

Ex-HN3 印堂

取 法 顏面正中線上，眉間中間的凹陷處即是。
臨床 鼻部疾患、頭痛、失眠症等

Ex-HN4 魚腰

取 法 瞳孔正上方，眉間中間的凹陷處即是。
臨床 眼科疾患、眼瞼下垂等

Ex-HN5 太陽 別稱：當容

取 法 眉毛外側末端與外眼角的中間，往後1寸的凹陷處即是。
臨床 頭痛、眼科疾患、牙痛、顏面神經麻痺、三叉神經痛等

Ex-HN6 耳尖

取 法 將耳殼往前折，其上角處即是。
臨床 頭痛、高血壓、眼科疾患等

Ex-HN7 球後

取 法 外眼角與內眼角的連線，距離外眼角1/4處的垂直線上，眼窩下緣處即是。
臨床 近視、眼瞼痙攣等

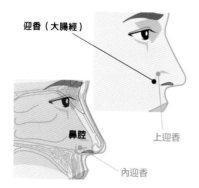

迎香（大腸經）

鼻腔

上迎香

內迎香

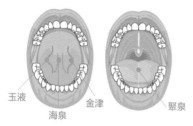

玉液

海泉

金津

聚泉

Ex-HN8 上迎香

取法 鼻翼外側緣，鼻唇溝的上端，迎香（大腸經）［鼻唇溝中，鼻翼外側緣的中心點］上方即是。

臨床 頭痛、暈眩、癲癇等

Ex-HN9 內迎香

取法 對應於迎香（大腸經），鼻腔內部（鼻黏膜）即是。

臨床 鼻部疾患、眼科疾患、暈眩等

Ex-HN10 聚泉

取法 舌頭上面，舌正中溝的中央即是。

臨床 哮喘、咳嗽、味覺減退等

Ex-HN11 海泉

取法 舌頭下面，舌繫帶上的中央即是。

臨床 橫膈膜痙攣、高燒引起的語言障礙等

Ex-HN12 金津

取法 舌頭下面，左側靜脈上即是。

臨床 口內炎、舌炎、喉嚨痛等

Ex-HN13 玉液

取法 舌頭下面，右側靜脈上即是。

臨床 腦中風的後遺症、口腔糜爛等

Ex-HN14 翳明

取法 乳突下端，翳風（三焦經）［乳突下端前方］往後1寸處即是。

臨床 老花眼、近視、白內障、腮腺炎、耳鳴、暈眩、失眠症等

Ex-HN15 頸百勞

取法 大椎（督脈）［第7頸椎與第1胸椎棘突之間］往上2寸、後正中線往外1寸處即是。

臨床 頸部疼痛、呼吸器官疾患等

Ex-CA1 子宮

取法 中極（任脈）［臍中央往下4寸處］往外3寸處即是。

臨床 月經不順、經痛、子宮脫垂、膀胱炎等

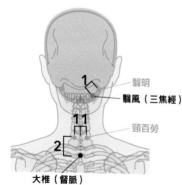

翳明

翳風（三焦經）

頸百勞

大椎（督脈）

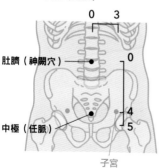

肚臍（神闕穴）

中極（任脈）

子宮

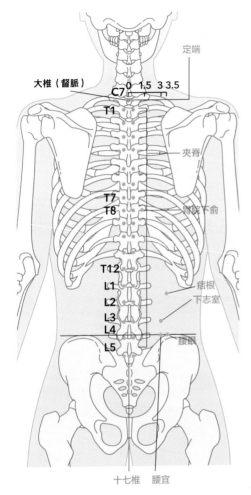

大椎（督脈）

定喘

C7 0 1.5 3 3.5

T1

T7
T8

T12
L1
L2
L3
L4
L5

夾脊

胃脘下俞

痞根
下志室

腰眼

十七椎　腰宜

Ex-B1 定喘 別稱：治喘

取法 大椎（督脈）〔第7頸椎與第1胸椎棘突之間〕往外0.5寸處即是（另有一說是往外1寸處）。

臨床 咳嗽、哮喘、支氣管炎、蕁麻疹等

Ex-B2 夾脊 別稱：華佗夾脊

取法 第1胸椎至第5腰椎棘突下緣，後正中線兩側往外0.5寸處即是（左右各17穴，合計34穴）。

臨床 胸腹部的慢性疾患等

Ex-B3 胃脘下俞

取法 第8胸椎棘突下緣，往外1.5寸處即是。

臨床 胃痛、胸脇疼痛等

Ex-B4 痞根

取法 第1與第2腰椎棘突之間，往外3.5寸處即是。

臨床 胃痙攣、腸絞痛、腰痛等

Ex-B5 下志室

取法 第3腰椎棘突下緣，往外3寸處即是。

臨床 腰痛、腹瀉、睪丸炎等

Ex-B6 腰宜

取法 第4腰椎棘突下緣，往外3寸處即是。

臨床 女性性器官不正常出血、腰痛、脊柱肌群痙攣等

Ex-B7 腰眼

取法 第4與第5腰椎棘突之間，往外3～4寸處即是。

臨床 腰痛、生殖器官疾患（精巢炎、卵巢炎）等

Ex-B8 十七椎 別稱：上仙

取法 第5腰椎棘突下緣凹陷處即是。

臨床 腰痛、經痛、下肢麻痺等

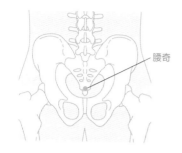

腰奇

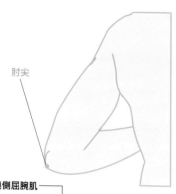

肘尖

橈側屈腕肌

二白

陽池（三焦經）　中泉

腰痛點

陽谿
（大腸經）

12

4

0

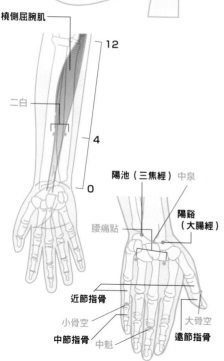

近節指骨

小骨空

中節指骨　中魁

大骨空

遠節指骨

Ex-B9 腰奇

取 法 尾骨端正上方2寸處即是。

臨床 頭痛、失眠症、便祕等

Ex-UE1 肘尖

取 法 肘部後面，肘突突出部位即是。

臨床 化膿性疾患、闌尾炎等

Ex-UE2 二白

取 法 腕關節掌側橫紋往上4寸、橈側屈腕肌肌腱的橈側與尺側部位即是（左右合計4穴）。

臨床 痔核、脫肛等

Ex-UE3 中泉

取 法 腕關節背側橫紋上，陽谿（大腸經）[伸拇長肌肌腱與伸拇短肌肌腱之間]與陽池（三焦經）[伸指總肌肌腱的尺側]中間的凹陷處即是。

臨床 腕關節疾患、胸部苦悶感等

Ex-UE4 中魁

取 法 手的背面，中指近端指間關節的突起部位即是。

臨床 嘔吐、鼻血等

Ex-UE5 大骨空

取 法 拇指背側面，近節指骨與遠節指骨的關節間即是。

臨床 所有眼科疾患（尤指白內障）

※主要用於施灸。

Ex-UE6 小骨空

取 法 小指背側面，近節指骨與中節指骨的關節間即是。

臨床 感冒流眼淚（指感冒時常見的流淚症狀）

※主要用於施灸。

Ex-UE7 腰痛點

取 法 手背上，第2、第3與第4、第5掌骨底部凹陷處即是（合計2穴）。

臨床 急性腰痛（腰扭傷等）、類風濕性關節炎等

※於施針中給予刺激，同時進行腰部運動。

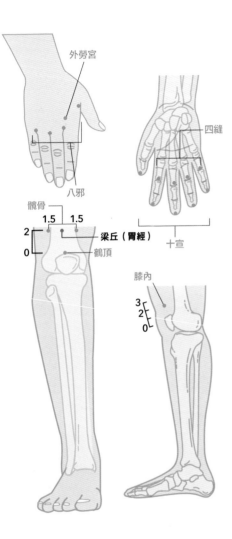

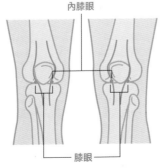

Ex-UE8 外勞宮 別稱：落枕

取 法 手背上，第2與第3掌指關節近端的凹陷處即是。

臨床 落枕等

※於施針中給予刺激，同時進行頸部運動。

Ex-UE9 八邪

取 法 手背上，第1～第5掌指關節之間，握拳時產生的凹陷處即是（左右合計8穴）。

臨床 牙痛、頭痛、類風濕性關節炎及掌指關節的疾患等

Ex-UE10 四縫

取 法 手掌面上，第2～第5指近端指間關節橫紋中央處即是（左右合計8穴）。

臨床 小兒夜啼或抽搐等異常行為、手指關節炎等

Ex-UE11 十宣 別稱：鬼城、十指端

取 法 雙手手指前端中央處即是（左右合計10穴）。

臨床 應用於中風、休克、昏迷等急救時刻等

Ex-LE1 髕骨

取 法 髕骨基部往上2寸處[梁丘（胃經）]兩側各1.5寸處即是（單邊2穴，合計4穴）。

臨床 大腿痛等

Ex-LE2 鶴頂 別稱：膝頂

取 法 髕骨上緣中央的凹陷處即是。

臨床 膝關節疾患等

Ex-LE3 膝內

取 法 髕骨基部內端，往上2寸[血海（脾經）]或往上3寸的凹陷處即是。

臨床 膝關節痛等

Ex-LE4 內膝眼

取 法 膝關節前面，膝蓋韌帶內側的凹陷處即是。

臨床 膝關節疾患、腳氣病、中風（腦中風後遺症）等

Ex-LE5 膝眼

取 法 膝關節前面，膝蓋韌帶兩側的凹陷處即是（左右合計4穴）。

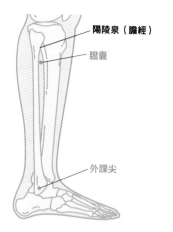

陽陵泉（膽經）

膽囊

外踝尖

足三里（胃經）

闌尾

內踝尖

八風

獨陰

氣端

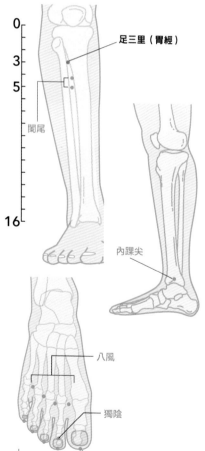

臨床 所有膝關節疾患、腳氣病、中風（腦中風後遺症）等

Ex-LE6 膽囊

取 法 陽陵泉（膽經）[腓骨頭前下方凹陷處]往下1〜2寸處即是。

臨床 膽囊炎、膽石症、下肢麻痺等

Ex-LE7 闌尾

取 法 足三里（胃經）[腓骨頭正下方與脛骨粗隆下端的中間]往下1.5〜2寸處即是。

臨床 闌尾炎、胃痛、下肢麻痺等

Ex-LE8 內踝尖

取 法 脛骨下端的內踝最突起的部位即是。

臨床 牙痛、扁桃腺炎、小腿內側肌群痙攣等

Ex-LE9 外踝尖

取 法 腓骨下端的外踝最突起的部位即是。

臨床 牙痛、腳痛、偏癱等

Ex-LE10 八風

取 法 足背面第1〜第5腳趾的蹠趾關節之間即是（左右合計8穴）。

臨床 腳氣病或類風濕性關節炎等足部疼痛等

Ex-LE11 獨陰

取 法 第2腳趾遠端趾間關節橫紋中央處即是。

臨床 胸痛、難產、月經不順、恐慌症等

Ex-LE12 氣端

取 法 雙腳腳趾前端中央處即是（左右合計10穴）。

臨床 中風引起的昏睡、腳趾麻痺、足背發紅與腫脹等

利用穴道的各式療法
「針灸治療的種類」

自古以來，在針灸的診察與治療等方面都有各式各樣的手法與流派，執行的施術內容則因針灸師而異。其詳細內容必須在施術現場學習，這裡要介紹的是針灸的主要治療法。

針療

這是指使用針來刺激經穴（穴道）的治療方法。現今日本一般使用的針是長30～60mm、粗為直徑0.14～0.24mm、名為「毫針」的細型針。基本上針愈細則施針時的疼痛感愈少，因此使用毫針時雖然會有輕微的刺激感，卻幾乎感覺不到痛。此外，日本在治療時廣泛運用「管針法」，即將針放進一種細長型的針管內，再藉由輕彈從針管露出的握柄部位來刺入經穴。下針深度會依治療部位或症狀而異，一般在5～30mm的範圍內，有些案例還會根據治療目的，再針對已刺入的針進行上下或旋轉等手法。除此之外，也會運用皮內針或圓形穴位貼等，即俗稱貼療針的專用針，以維持刺在經穴上的狀態。

灸療

這是指燃燒艾絨並藉其熱能來刺激經穴的治療方法。艾絨是以艾葉製成，其性質是點燃之後可維持在50～60℃的溫度並緩慢地持續燃燒。治療時是使用以所需量揉成的錐狀體（艾炷）。一次量的艾炷燒完為止的期間稱為一壯，大多時候要進行三至五壯左右才會顯現出效果。進行艾灸治療時，會留下痕跡的方法稱為有痕灸，另有一種類型是專為不喜歡這種痕跡的人而設計，即不留痕跡的無痕灸。

第4章

有效
緩解症狀與
改善體質的
穴道

頭痛・肩膀痠痛

POINT
●頭痛大致分為緊縮型與偏頭痛。
●因使用電腦等所引起的VDT症候群之症狀也列為治療對象。

◇頭痛

頭部感到疼痛且非表皮上的疼痛即稱為頭痛。有各種類型，發病率最高的是慢性機能性頭痛，大致分類為緊縮型頭痛與偏頭痛。

・緊縮型

這類型大多是因為壓力等所誘發的頭痛，會發生頭部兩側持續性的鈍痛。也常伴隨頸部或肩膀的痠痛症狀。

在針灸治療上較具成效的主要穴道	備　註
天柱、風池等	目的在於消除頸部肌肉緊繃
百會、上星等	目的在於消除顱部肌肉緊繃
頭維、頷厭、懸顱、懸釐等	目的在於消除顳部肌肉緊繃
肩井、肩外俞、曲垣等	目的在於消除肩背部肌肉緊繃
曲池、手三里、合谷、四瀆、外關、支正、養老等	目的在於導引

・偏頭痛

為代表性的血管性頭痛。因腦內血管一次收縮與舒張所產生的搏動性頭痛。單側發作居多。

在針灸治療上較具成效的主要穴道	備　註
頷厭、懸顱、懸釐等	發作時
天柱、風池、完骨、翳風、肩井等	容易出現反應的經穴
外關、列缺、足三里、三陰交等	目的在於導引
各經絡的腧穴、募穴等	緩解期

一般是指肩頸或肩胛骨之間的部位等處所產生的鈍痛、壓迫、重壓、緊繃等不適感。造成肩膀痠痛的主要疾患有結締組織炎、五十肩、頸腕症候群、肩關節鬆動症、壓力型疾患等。

· 結締組織炎（慣性）

因為使用電腦等伏案工作而引起，大多是用眼過度或持續相同姿勢等所造成，為VDT症候群之一。

在針灸治療上較具成效的主要穴道	備　註
風池等	目的在於消除夾肌的痠痛
天柱、肩井、天髎等	目的在於消除斜方肌的痠痛
肩外俞等	目的在於消除提肩胛肌的痠痛
秉風、巨骨等	目的在於消除棘上肌的痠痛
肩外俞、膏肓等	目的在於消除菱形肌的痠痛
曲池、合谷、四瀆、外關、支正、養老等	目的在於導引

· 壓力型疾患

因身心症、自律神經失調症等所引起的痠痛。大多會併發頭痛、失眠等不定愁訴症（即原因不明的不適症狀）。

在針灸治療上較具成效的主要穴道	備　註
太衝、合谷、肝俞、期門、風池等	目的在於消除肩胛骨之間部位或背部的痠痛

· 肩關節鬆動症

由於肩關節未固定確實而導致行動或扛物時的疼痛或無力感等。

在針灸治療上較具成效的主要穴道	備　註
三陰交、足三里、中脘、脾俞、胃俞等	目的在於消除肩胛骨周圍肌肉的緊繃或強化肩關節的肌力

· 其他要因

這是指其他像頸腕症候群或五十肩、內臟與臉部等諸多器官所引起的肩膀痠痛，或是糖尿病與高血壓等全身性疾患所引起的肩膀痠痛。治療原疾患的同時，還要因應患部結合前述的「結締組織炎（慣性）」之治療。

腰痛與下肢疼痛・關節痛

●應避免針對腰扭傷等急性疼痛做直接性的治療。
●結合溫熱刺激等來治療慢性疼痛也頗具成效。

◆腰痛

腰或下肢的疼痛統稱為腰下肢痛。依其發生過程可將腰痛大致分為因急性腰椎椎間盤突出症等所引起的急性型，以及因姿勢性腰痛等所引起的慢性型。

・急性腰椎椎間盤突出症（急性腰痛）

大多是急遽發作並造成劇痛。一般所說的「閃到腰」即符合此類。急性期應避免針對患部做積極的治療，亦可使用冷敷貼布等。

在針灸治療上較具成效的主要穴道	備　註
腰痛點（腰腿點）（奇穴）	目的在於止痛

・姿勢性腰痛（慢性腰痛）

有許多疾患會造成慢性腰痛，其中又以腰椎異常前彎所引起的姿勢性腰痛的治療成效最顯而易見。較具療效的穴道是比照坐骨神經痛。

在針灸治療上較具成效的主要穴道	備　註
腎俞、志室、大腸俞、腰眼（奇穴）、次髎、膀胱俞、胞肓等	目的在於止痛與改善肌肉緊繃
委中、承筋、承山、陽陵泉等	目的在於導引

▶下肢疼痛

下肢疼痛以坐骨神經痛所引起的案例較具代表性。引發坐骨神經痛的疾患有腰椎椎間盤突出症與梨狀肌症候群等。

・梨狀肌症候群

由於梨狀肌過度緊繃而導致臀部至大腿後側之間出現疼痛或無力感。又以神經痛中發生頻率較高的坐骨神經痛所引起的案例為多。

在針灸治療上較具成效的主要穴道	備　註
承扶、殷門、委中、承筋、承山、陽陵泉、足三里、太 谿、崑崙、腎俞、志室、大腸俞、腰眼（奇穴）、次髎等	目的在於止痛

▶關節痛

這是指發生在關節部位的疼痛，因關節本身狀態不佳或是因軟骨等關節周遭組織的損傷所引起。單次性的有扭傷、退化性膝關節炎等，屢發性的則以類風濕性關節炎或痛風等症狀較為顯著。

・退化性膝關節炎

退化性關節炎較具代表性的症狀。因年紀增長或肥胖等病因致使膝關節的機能低落，造成僵硬或疼痛。

在針灸治療上較具成效的主要穴道	備　註
血海、鶴頂（奇穴）、梁丘、內膝眼（奇穴）、犢鼻、陰陵泉、曲泉等	目的在於止痛與改善肌肉緊繃
足三里、太谿、三陰交等	目的在於導引

・類風濕性關節炎

為結締組織病的代表性疾患，會令全身的結締組織產生發炎症狀。主要症狀有屢發性的關節炎。發炎症狀嚴重時，禁止針對局部關節進行治療。

在針灸治療上較具成效的主要穴道	備　註
膈俞、肝俞、脾俞、胃俞、腎俞、小腸俞、膻中、中脘、期門、天樞、大巨等	目的在於調整身體狀況

・痛風

血中的尿酸值呈現偏高狀態（高尿酸血症），尿酸沉積在關節部位所引起的急性症狀。暫時不對關節部位做直接性的治療，而是針對各經絡的腧穴、募穴進行治療以便調理身體狀態。

便祕・腹瀉

 ●如要消除便祕，兼顧飲食平衡與運動也很重要。
●如要緩解並改善腹瀉症狀，改善消化器官也是一種方式。

◆便祕

這是指因排便次數或排便量減少，糞便滯留於腸內而造成肌膚粗糙或各種不適感等症狀。治療對象中，絕大多數的症狀是屬於機能性便祕，有遲緩型、痙攣型與直腸型等類型。這些都很容易轉為慢性型，故又稱為習慣性便祕。

• 遲緩型便祕

肇因於腸道蠕動緩慢，以女性為多，此外，大多發生在從年幼時期就有便祕傾向的人身上。

在針灸治療上較具成效的主要穴道	備　註
三焦俞、腎俞、大腸俞、次髎、天樞、左大巨、腹結等	目的在於促進腸道蠕動

• 痙攣型便祕

大多是因為壓力或是自律神經異常等，導致腸道的平滑肌變得過度緊繃所引起。糞便大多形似兔糞且少量，但排便次數增加。

在針灸治療上較具成效的主要穴道	備　註
三焦俞、腎俞、大腸俞、次髎、天樞、大巨等	目的在於緩和腸道蠕動
闌尾（奇穴）、上巨虛、下巨虛、條口等	目的在於導引

• 直腸型便祕

排便反射鈍化所引起的便祕。習慣強忍便意或濫用輕瀉藥等是容易造成此類型便祕的原因。若以針灸進行治療，內容幾乎是比照遲緩型便祕。此外，指導患者調整排便習慣或避免濫用輕瀉藥也很重要。

◆腹瀉

指排泄半流動狀或液狀糞便的狀態。原因有腸道蠕動亢進、腸道內的黏液分泌亢進或是吸收障礙等。大致區分為一時性單純腹瀉等急性型，以及因壓力引起的大腸激躁症等慢性型。

•一時性單純腹瀉

冰冷飲食物或生食攝取過多、腹部等處受到寒冷刺激等所引發的急性腹瀉。

在針灸治療上較具成效的主要穴道	備　註
脾俞、三焦俞、腎俞、大腸俞、次髎、中脘、天樞、大巨、三陰交、太谿、築賓等	目的在於增強體力與調整身體狀況

•大腸激躁症

因壓力等精神上的負擔而反覆便祕與腹瀉。一般被視為身心症中消化器官的症狀之一。

在針灸治療上較具成效的主要穴道	備　註
三焦俞、腎俞、大腸俞、次髎、天樞、大巨、腹結、上巨虛、下巨虛、太衝、合谷等	目的在於放鬆身心以調整身體狀況

•心因性腹瀉

為急性腹瀉症狀之一，大腸激躁症的腹瀉型。以體質來說，好發於消化器官虛弱者。針灸的治療內容是比照大腸激躁症。

消化器官的疾患

POINT
- 須採取手術等緊急措施的急性腹症除外。
- 指導患者建立規律的飲食習慣也很重要。

◐消化器官的疾患（疼痛與不適感）

在各式各樣的消化器官症狀中，多會伴隨疼痛（心窩部位的疼痛）等的疾患有神經性胃部症狀、胃潰瘍、十二指腸潰瘍與慢性胃炎。

• 神經性胃部症狀

因為壓力造成心窩部位疼痛等。透過診斷排除罹患其他疾患的可能性後再確定症狀。

在針灸治療上較具成效的主要穴道	備　註
膈俞、肝俞、脾俞、胃俞、意舍、胃倉、巨闕、中脘、梁門等	容易顯現出內臟一體性反射性質的反應點

• 胃潰瘍、十二指腸潰瘍

胃潰瘍會在飯後，而十二指腸潰瘍則是在空腹時出現疼痛。前者以中高年齡者居多，後者則好發於年輕族群。

在針灸治療上較具成效的主要穴道	備　註
膈俞、肝俞、脾俞、胃俞、意舍、胃倉、巨闕、中脘、梁門等	容易顯現出內臟一體性反射性質的反應點

• 慢性胃炎

除了胃部鈍痛外，還會出現食慾不振、飯後消化不良、想吐等症狀。

在針灸治療上較具成效的主要穴道	備　註
膈俞、肝俞、脾俞、胃俞、中脘、梁門、天樞等	容易顯現出內臟一體性反射性質的反應點

胸痛

●作為輔助療法來治療循環器官的症狀。
●如要改善高血壓,還須留意肥胖或動脈硬化等連帶狀況。

◀▶胸痛

　　因為胸部內臟或胸壁、胸膜的刺激致使胸部感到疼痛,即為胸痛。心臟引起的胸痛有狹心症或心肌梗塞等,胸壁引起的則有肋間神經痛等。

• **狹心症**

　　此疾患是心臟的冠狀動脈因為動脈硬化等而變窄,導致進入心肌中的血流不足,因而引起發作性胸痛。其特徵在於疼痛的部位通常不明確,包括胸部中央、左上肢或左背部,甚至也有心窩感到疼痛的案例。原則上要在醫師督管下進行治療。針灸治療的目標則是要抑止壓力或身心過勞等誘發因素。

在針灸治療上較具成效的主要穴道	備　註
厥陰俞、心俞、膏肓、神道、膻中等	目的在於緩解壓力或消除疲勞
少海、陰郄、神門、郄門、內關、大陵等	心經與心包經的經穴

• **肋間神經痛**

　　深呼吸或移動身體時,胸壁會出現疼痛的一種疾患。大多是因為寒冷刺激或姿勢不良所引起。

在針灸治療上較具成效的主要穴道	備　註
心俞、膈俞、肝俞、淵腋、大包、步廊、神封等	目的在於止痛

高血壓・低血壓

●血壓分為最高血壓（收縮壓）與最低血壓（舒張壓）。
●如要改善高血壓，還須留意肥胖或動脈硬化等連帶狀況。

◆高血壓

這是指血壓值持續居高不下的狀態。根據日本高血壓學會的指標，是指收縮壓140mmHg以上、舒張壓90mmHg以上的狀態。大致區分為原因不明的原發性與原因明確的續發性。

・原發性高血壓

因為遺傳、體質、其他環境等因素造成的高血壓。整體約有90％是屬於這個類型。

在針灸治療上較具成效的主要穴道	備　註
天柱、風池、完骨、肩井、厥陰俞、心俞、膈俞、膏肓等	後頸部與背部的反應點
洞刺（於人迎貼療針＝頸動脈洞刺針）、俞刺（於膈俞～腎俞貼療針）	目的在於降壓

・續發性高血壓

以腎臟疾患引發的腎性高血壓最多，另有內分泌性或心血管性高血壓等。這種類型應以原疾患的治療為優先。

◆低血壓

雖然沒有指標等定義，不過一般來說是指收縮壓100mmHg以下（舒張壓50～60mmHg以下），會因心悸、喘不過氣、循環障礙等而出現暈眩、起床後狀態不佳、發冷等臨床症狀。低血壓也分為原發性與續發性。

・原發性低血壓

絕大多數的低血壓是因遺傳或體質造成的。多見於纖瘦型的女性。會出現食慾不振或暈眩等各種不定愁訴。

在針灸治療上較具成效的主要穴道	備　註
肝俞、脾俞、胃俞、腎俞、中脘、天樞、肓俞等	目的在於增強體力並提高消化機能

失眠症・自律神經失調症

POINT
●原因不明的失眠症歸為單純型，身心因素的類型則稱為續發性。
●自律神經是由交感神經與副交感神經所組成，掌管內臟與血管等。

◀失眠症

　　這是一種慢性的睡眠不足，為失眠所苦而睡眠質量欠佳的狀態。依原因可將失眠症大致分類為無特定原疾患的單純型失眠症，以及因神經症或精神病所引起的續發性失眠症。

・單純型失眠症

　　又細分為神經質型與體質型。大多是對無法入眠的狀態變得神經過敏所造成的神經質性失眠症。

在針灸治療上較具成效的主要穴道	備　註
心俞、膈俞、肝俞、中脘、天樞、關元等	目的在於調整身體狀況
天柱、風池、完骨、百會等	後頸部與頭部的反應點

・神經症型失眠症

　　這種失眠是不安神經症或疑病症等精神疾患的附屬症狀。大多伴隨著食慾不振、倦怠感等症狀。

在針灸治療上較具成效的主要穴道	備　註
心俞、膈俞、肝俞、腎俞、中脘、期門、日月、肓俞	目的在於調和身心
天柱、風池、完骨	頸部的反應點
太陽（奇穴）、頭維	臉部的反應點

◀自律神經失調症

　　指自律神經失調致使機能變得不穩定而引起各種不定愁訴的狀態。這種症狀容易受到心理因素影響，也可能因寒症與更年期障礙而誘發。

・寒症

　　主要是手足末梢部位伴隨著冰冷的不適狀態。自律神經失調所引起的局部血液循環障礙很可能是成因之一。

在針灸治療上較具成效的主要穴道	備　註
動脈跳動處（太衝、衝陽、太谿等）	目的在於改善患部的循環
太谿、三陰交	足部冰冷
天樞、關元	腹部冰冷

· 更年期障礙

　　停經前後的數年即為更年期，指該時期因賀爾蒙失調而引發各種不定愁訴的狀態。

在針灸治療上較具成效的主要穴道	備　註
百會、上星、風池、完骨、心俞、膈俞、肝俞、腎俞、大腸俞、次髎、天樞、大巨、中脘、關元、曲池、陽池、內關、合谷、血海、三陰交、足三里、照海等	目的在於消除不定愁訴

五行色體表

五行色體表是根據五行說（P.30）彙整而成的診斷方式，並成為治療的準則。不僅縱向相關，連橫向也有聯繫。五行色體表雖然並非絕對，卻顯示出粗略掌握病態時不可或缺的關聯性。

（1）基本

五行	木	火	土	金	水	五行的性質
五臟	肝	心	脾	肺	腎	
五腑	膽	小腸	胃	大腸	膀胱	對應五臟的腑
五起	井	滎	輸	經	合	陰經五行穴的特性
五募	輸	經	合	井	滎	陽經五行穴的特性

（2）病因

五神	魂	神	意	魄	志	精神屬性
五音	角	徵	宮	商	羽	表現特性的發音符號
五季	春	夏	長夏	秋	冬	五臟較容易受影響的季節
五刻	朝	晨	午	夕	夜	五臟在一天時間內的支配
五方	東	南	中	西	北	方位
五惡	風	暑	濕	燥	寒	五臟討厭的外氣特性
五竅	目	舌	口	鼻	耳（二陰）	顯現五臟病變等的感覺器官
五體	筋	脈	肉	皮	骨	五臟用以補充營養的組織
五華	爪	毛	乳（唇）	面	發	五臟散發精氣之處

（3）病症

五役	色	臭	味	聲	液	五臟負責的任務
五色	青	紅	黃	白	黑	顏色的屬性（主要用以診斷臉色）
五香	臊	焦	香	腥	腐	病人的體臭與口臭
五味	酸	苦	甜	辣	鹹	病人喜愛的食物味道、五臟渴求的味道
五聲	呼	笑	歌	哭	呻	病人發出的聲音屬性
五液	淚	汗	涎	涕	唾	分泌液屬性
五志	怒	喜（笑）	思（慮）	悲（憂）	恐（驚）	情感屬性
五變	握	憂	噦	咳	慄	顯現五臟的病變（症狀）
五勞	行	視	坐	臥	立	驅動五臟的動作

用語索引

235

11~15劃

237

【監修者介紹】

森 英俊（Mori Hidetoshi）

1952年出生。1976年畢業於東京教育大學教育學系理療科教師培訓中心。1978年修完東京教育大學教育學系理療科教師培訓中心的臨床課程。為醫學博士（新潟大學）。目前為國立大學法人筑波技術大學名譽教授。著作與論文無數。近期著作有《針灸基礎實習筆記》（暫譯，醫齒藥出版），中文譯作則有《圖解按摩・推拿・指壓 全身調整技法》（楓書坊出版）等。

【日文版STAFF】

編輯	有限会社ヴュー企画（池上直哉、伊藤昇穂、金丸洋子）
日文版封面設計	伊勢太郎（アイセックデザイン）
內文設計	高橋デザイン事務所、中尾剛（有限会社アズ）
執筆協力	岩井浩（阿佐ヶ谷製作所）、松村孝英
3D圖像	グラフィックス佐藤株式会社
插畫	青木宣人、池田聡男

超圖解經絡・穴道
透過經穴建構人體健康地圖

2020年4月1日初版第一刷發行
2023年7月15日初版第五刷發行

監　　　修	森 英俊
譯　　　者	童小芳
副 主 編	陳正芳
特約編輯	劉泓葳
美術編輯	黃郁琇
發 行 人	若森稔雄
發 行 所	台灣東販股份有限公司
	＜地址＞台北市南京東路4段130號2F-1
	＜電話＞(02)2577-8878
	＜傳真＞(02)2577-8896
	＜網址＞http://www.tohan.com.tw
郵撥帳號	1405049-4
法律顧問	蕭雄淋律師
總 經 銷	聯合發行股份有限公司
	＜電話＞(02)2917-8022

國家圖書館出版品預行編目資料

超圖解經絡・穴道：透過經穴建構人體健康地圖 / 森 英俊 監修；童小芳譯. -- 初版. --
臺北市：臺灣東版, 2020.04
240面；14.8×21公分
譯自：運動・からだ図解 経絡・ツボの基本
ISBN 978-986-511-303-2（平裝）

1.經穴 2.經絡療法

413.915　　　　　　　　　　　109002454

UNDO・KARADA ZUKAI:
KEIRAKU・TSUBO NO KIHON
supervised by Hidetoshi Mori

Copyright © 2014 Hidetoshi Mori,
Mynavi Publishing Corporation
All rights reserved.
Original Japanese edition published
by Mynavi Publishing Corporation

This Traditional Chinese edition is published
by arrangement with Mynavi Publishing Corporation,
Tokyo in care of Tuttle-Mori Agency, Inc., Tokyo.